AF475640

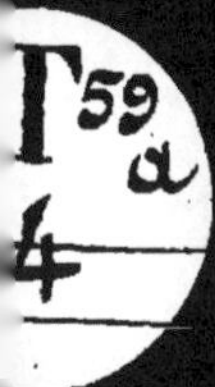

LA

SYNDACTYLIE CONGÉNITALE

PAR

Le Docteur GASTON ROBLOT

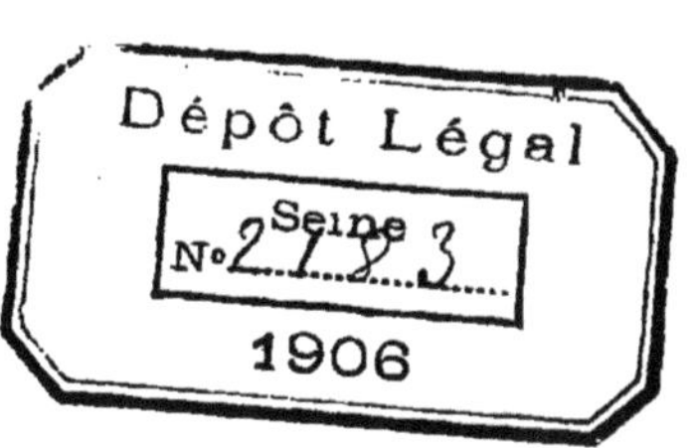

PARIS
IMPRIMERIE MAULDE, DOUMENC ET Cie
144, RUE DE RIVOLI, 144

1906

A mes Parents

A mon Président de Thèse :

M. le Docteur Paul SEGOND,
Professeur à la Faculté de Médecine,
Chirurgien de la Salpêtrière,
Officier de la Légion d'honneur.

A mes Maîtres :

M. le Professeur DEBOVE,
Doyen de la Faculté de Medecine,
Membre de l'Académie de Médecine,
Médecin de l'Hôpital Beaujon,
Commandeur de la Légion d'honneur.

M. le Professeur agrégé TUFFIER,
Chirurgien de l'Hôpital Beaujon,
Chevalier de la Légion d'honneur.

M. le Docteur JOSIAS,
Membre de l'Académie de Médecine,
Médecin de l'Hôpital Bretonneau,
Officier de la Légion d'honneur.

M. le Docteur TALAMON,
Médecin de l'Hôpital Bichat,
Chevalier de la Légion d'honneur.

M. le Docteur BOISSARD,
Accoucheur de l'Hôpital Tenon.

M. le Docteur MOUCHET, Assistant de Chirurgie à l'Hôpital des Enfants-Malades.

M. le Docteur SAINTON, Assistant de Consultation à l'Hôpital Beaujon.

M. le Docteur MAUTÉ, Chef de Laboratoire à l'Hôpital Beaujon.

A M. le Professeur agrégé A. BROCA :

Chirurgien de l'Hôpital des Enfants-Malades,
qui nous a donné les documents de cette Thèse.

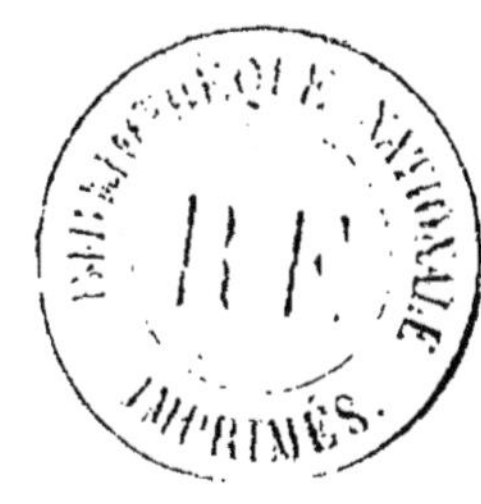

> « *Quelquefois les doigts sont unis ensemble*
> « *et autrefois bien peu séparés l'un de l'autre;*
> « *ce qui advient naturellement, dès le ventre de*
> « *la mère, par vice de la vertu formatrice, par*
> « *accident, comme à cause d'une plaie ou le*
> « *plus souvent d'une brûlure.*
>
> « Ambroise PARÉ. »

La syndactylie est l'union de deux ou plusieurs doigts.

Elle peut être *acquise* survenant à la suite d'un traumatisme, d'une brûlure, par le fait d'adhérences cicatricielles.

Elle peut être *congénitale* « advenant dès le ventre de la mère ». C'est de cette seconde variété dont nous nous occuperons exclusivement dans ce travail.

ORGANOGÉNIE

Dans l'organogénie de la main et du pied il nous faut considérer deux périodes bien distinctes, essentiellement tranchées et dont la connaissance nous sera ultérieurement particulièrement utile.

La première est *la période de formation* caractérisée par le fractionnement des organes.

La deuxième est *la période de développement* caractérisée par l'accroissement centripète des organes (Serres).

PÉRIODE DE FORMATION

Au début de la troisième semaine, sur chaque face latérale de l'embryon, se produit un épaississement de la somatopleure que l'on appelle bande ou crête de Wolff. Vers le vingt-cinquième jour aux deux extrémités de cette crête se montrent deux bourgeons, ébauche première des membres thoraciques et abdominaux ; toute la portion de la crête intermédiaire aux deux bourgeons ne tarde pas à disparaître. Le bourgeon antérieur ou thoracique, situé à hauteur du cœur, se montre le premier, le bourgeon postérieur ou abdominal, placé à hauteur de l'anus, apparaît ensuite et au stade de $4^{mm},5$ ces bourgeons sont déjà nettement différenciés. Vers la quatrième semaine se produit un étranglement à la base du bourgeon qui prend alors la forme d'une palette placée dans un plan sagittal. Les deux faces de la palette sont distinguées en externe et interne ; on a pris l'habitude de désigner les bords par le nom de l'os de l'avant-bras ou de la jambe auxquels ils correspondront, bien qu'il n'existe pas encore à cette époque la moindre ébauche de membre thoracique ou abdominal. Le bord supérieur ou céphalique de la palette thoracique porte le nom de bord radial, son antagoniste celui de bord cubital ; pour la palette abdominale, le bord céphalique prend la désignation de bord tibial, son antagoniste celle de bord péronier ; dans les deux palettes, le bord libre constituant la partie la plus distale du membre, porte le nom de bord digital.

1° Main. — A partir du stade de 10^{mm} les palettes abdominales et thoraciques commencent à présenter des différences d'aspect, ce qui nous les fait décrire séparément.

La palette thoracique est petite, épaisse et largement implantée sur le tronc. Au stade de 12^{mm} (5e semaine) le bord digital de la palette s'épaissit en formant un bourrelet légèrement plus développé au niveau du bord radial, c'est l'ébauche très précoce du pouce. Peu après se montrent deux autres soulèvements du rebord digital de la palette, l'un postérieur, sera le petit doigt, l'autre intermédiaire aux deux premiers, représente l'ébauche du médius ; les deux autres doigts apparaissent ensuite sous forme de deux saillies interposées à celles déjà existantes. La palette palmaire à ce stade est constituée par le bourrelet carpien, ébauche de la main (carpe et métacarpe), séparé des cinq bourgeons digitaux par un sillon curviligne. Ceux-ci sont réunis entre eux par un tissu interdigital très épais qui se déprime et forme quatre sillons, représentant l'endroit ou s'opérera la séparation future des doigts.

2° Pied. — Au stade de 10^mm la palette abdominale est plus nettement pédiculée, plus volumineuse que la palette thoracique : néanmoins, le développement sera plus lent et la différenciation des extrémités digitales sera plus tardive au pied qu'à la main. Ce n'est qu'au stade de 12^mm,5 (6e semaine) que le bourrelet digital devient distinct du bourrelet tarsien dont le sépare un sillon curviligne analogue à celui que nous avons rencontré sur la palette thoracique. L'ébauche des orteils se fait comme celle des doigts et dans le même ordre.

Sur l'embryon de 24^mm, alors qu'à la main les doigts sont déjà complètement individualisés, les orteils sont encore réunis par leur tissu interdigital, et ce n'est qu'au commencement du deuxième mois qu'ils commencent à se séparer.

PÉRIODE DE DÉVELOPPEMENT

A la main dès que la division est achevée, le développement en longueur se fait très rapidement et selon la loi de Serres : par *développement centripète.* La membrane interdigitale ne suit pas cet accroissement rapide et les doigts, en se développant, font perdre à la main l'aspect palmé de la période de formation. Dès la fin du deuxième mois les doigts bien constitués, de forme à peu près définitive, ne sont plus reliés qu'à leur base par une membrane incomplète qui continuera à regresser vers la racine du doigt.

Les tendons se forment, d'après Isenflamm, au début du troisième mois ; c'est à la fin de ce mois qu'apparaissent les premiers points d'ossification au milieu des ébauches cartilagineuses des phalanges qui se sont différenciées dans le courant du deuxième mois. C'est aussi vers cette époque qu'une portion d'épiderme située à l'extrémité libre des appendices digitaux subit des modifications spéciales ; elle est le siège d'une hypertrophie localisée qui donnera la matrice de l'ongle ; c'est vers le milieu du sixième mois qu'apparaît l'ongle lui-même.

Pour les pieds le développement est identique, mais, l'accroissement en longueur étant moins rapide, l'aspect palmé subsiste beaucoup plus longtemps.

En Résumé, nous voyons que :

1° *Le développement de la main est plus rapide que celui du pied;*

2° *Certains doigts apparaissent et achèvent leur développement plus précocement que d'autres;*

3° *La régression de la membrane interdigitale se fait de l'extrémité vers la racine des doigts.*

Ces considérations offrent une très grande importance :

A) *Pour le mode de groupement des doigts.* — Un organe a d'autant moins de chance d'être atteint de malformation que son développement est plus rapide. Le pouce, dont la formation est brève, ne fait que rarement partie d'un groupe syndactyle. Le développement du petit doigt et du médius s'achève aussi relativement tôt; mais ils sont mitoyens de deux bourgeons à développement lent, ceux de l'index et de l'annulaire, et ils se trouveront fréquemment en syndactylie avec l'un de ces deux doigts tardifs.

B) *Pour l'hérédité.*— La constitution d'un groupe syndactyle se faisant pendant la période de formation, ce caractère, une fois acquis, tendra à devenir héréditaire.

C) *Pour la classification.* — Le mode de régression centripète de la membrane interdigitale nous sera d'un grand secours pour établir les différentes familles de syndactylie.

HISTORIQUE

Les premiers exemples de syndactylie que nous avons rencontrés ont été trouvés dans les travaux de Celse, Fabrice de Hilden, Guy de Chauliac et Ambroise Paré. Ces observations peu détaillées, imprécises, correspondent à l'*époque fabuleuse* de « l'Histoire des Difformités » de Is. Geoffroy St-Hilaire où la fable et la superstition servent seules d'explication à toutes les malformations, qui, d'après Paré, « étaient souvent signes de malheurs à advenir ou étaient destinées à faire éclater la gloire de Dieu ». Le traitement se réduit à l'incision pure et simple.

Le XVIIIe siècle marque le début de l'étude rationnelle des difformités, c'est la *période positiviste* de Is. Geoffroy St-Hilaire. Au point de vue chirurgical, avec de Marque, Heister, Severino les progrès sont insignifiants ; au point de vue pathogénique il va naître une dss plus longues et des plus ardentes polémiques médicales qui aient existé.

Méry, Duverney, Littre, les premiers, avaient tenté de rechercher des causes aux malformations, quand éclate, en 1724, au sein de l'Académie des Sciences, la célèbre discussion entre Lémery et Winslow.

Lémery soutient contre les classiques, forts des opinions de Régis, de Bonnet et de Haller, qu'il n'y a pas de germes primitivement anormaux et que toute malformation est due à une altération secondaire et accidentelle d'un germe primitivement normal. A Winslow, qui s'appuie sur la transmissibilité héréditaire des anomalies, sur leur régularité, il oppose la théorie des germes doubles et tente ainsi d'expliquer la production de toutes les malformations.

Haller, vers le milieu du siècle, en publiant son traité « De Monstris » se range à l'opinion de Lémery et a le mérite d'entrevoir la *théorie de l'arrêt de développement*, reprise plus tard par Meckel; entre temps Serres essaie, avec peu de succès du reste, d'expliquer les malformations par des altérations du système vasculaire.

Le XIXe siècle (*période scientifique et philosophique* de l'Histoire de Is. Geoffroy St-Hilaire) permet, grâce à la découverte du microscope, de mener de pair l'étude du développement et l'étude des malformations; la découverte et l'étude du normal vont permettre l'explication rationnelle de l'anormal.

Meckel, reprenant les idées de Haller, formule la *théorie de l'arrêt de développement*, que vérifient les travaux embryogéniques et tératologiques de Blumenbach, Blumenthal, Baer, Ratke, Bishoff, Étienne Geoffroy St-Hilaire. A cette époque Isidore Geoffroy Saint-Hilaire le premier, et par analogie avec les oiseaux palmipèdes, étend à l'homme, pour la réunion des doigts, le terme de *syndactylie* depuis longtemps classique en histoire naturelle.

L'étude expérimentale, ébauchée par Ét. et Is. Geoffroy St-Hilaire, trouve en Dareste un innovateur ingénieux et hardi. Ses expériences sur l'embryogénie du poulet, celles de Panum sur la tératogénie des oiseaux (1860), celles de Lereboullet sur l'embryogénie normale et tératogénique du brochet (1855-64), les travaux récents de Ryder, Foll (1883), Varynski (1883), Hertwig, Sélenka, Giacomini, Ferré (1893-96), Louis Blanc (1893), Charrin et Gley, Giard (1895), Rabaud (1906) ont mis en évidence ce fait entrevu par Wollf que : les monstruosités simples, c'est-à-dire celles dans lesquelles on ne retrouve que les éléments d'un même individu, doivent être attribuées à *l'influence de causes physiques, chimiques ou toxiques agissant sur l'évolution de l'embryon : l'anomalie est le fait d'un arrêt de développement.*

CLASSIFICATION

La syndactylie, malformation congénitale, a été classée par Geoffroy St-Hilaire dans le groupe des *Hémitéries* (demi-monstre). Ce sont des anomalies simples, qui, bien qu'entraînant avec elles une difformité et des troubles fonctionnels, ne sont pas incompatibles avec la vie.

La syndactylie peut être la seule malformation que présente le sujet ; dans plus de la moitié des cas, elle est associée ou combinée à d'autres anomalies congénitales que nous pouvons grouper en deux grandes classes :

I. — LES ANOMALIES SURVENANT PENDANT LE COURS DE LA FORMATION

Elles donnent deux catégories :

A: les anomalies par arrêt de développement.

Ce sont :

L'*Ectrodactylie* (doigts absents) ou avortement des doigts.

La *Brachydactylie* (doigts courts) encore appelée *Microdactylie* (doigts petits) ou avortement de phalanges.

B: les anomalies par excès de développement.

Ce sont :

La *Polydactylie* (doigts surnuméraires) ou augmentation numérique des doigts.

La *Mégalodactylie* (grands doigts) ou augmentation de longueur des doigts.

La *Macrodactylie* (doigts gros) ou augmentation du volume des doigts.

II. — LES ANOMALIES SURVENANT PENDANT LE COURS DU DÉVELOPPEMENT

Elles se traduisent par la production des :

Sillons, amputations, pieds bots, cicatrices, hypertrophies et atrophies congénitales.

Nous avons, dans les publications et travaux tant français qu'étrangers, retrouvé trace de 315 cas de syndactylie. Nous n'avons conservé que 277 de ces cas, leur description nous ayant paru suffisamment détaillée et précise pour nous permettre d'établir un diagnostic.

La classification *clinique* nous a paru la plus rationnelle, c'est à elle que se sont adressés les divers auteurs qui ont étudié la question et en particulier Kirmisson et Grisel; nous avons cru cependant devoir y apporter certaines modifications.

En nous basant sur les caractères morphologiques de l'union entre les doigts *l'étendue*, *le siège*, *la largeur* (cette dernière donnée par le degré de rapprochement des doigts) nous ont semblé des caractères primordiaux et suffisants pour établir les grandes classes de syndactylie.

Le caractère primordial que nous avons énuméré en tête est *l'étendue de l'union :* nous diviserons les syndactylies en :

Syndactylies Complètes et
Syndactylies Incomplètes,

suivant que l'union se fait ou ne se fait pas sur toute la hauteur des doigts.

DESCRIPTION

Syndactylies incomplètes

Les syndactylies incomplètes se sont rencontrées dans un tiers de nos cas ; dans la moitié de ces cas elles se trouvaient associées à d'autres malformations.

Elles revêtent des aspects notablement différents comme on peut s'en convaincre en jetant les yeux sur nos trois premiers

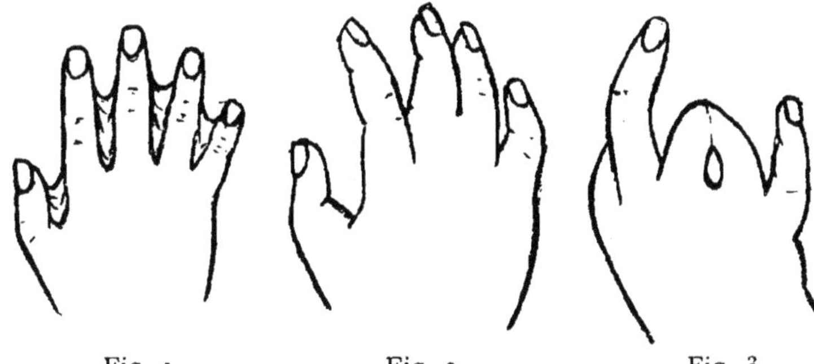

Fig. 1. Fig. 2. Fig. 3.

dessins. Dans les deux premières figures, l'union se fait *au niveau de la racine des doigts, de la commissure ;* nous dénommerons ces variétés de syndactylie : incomplètes commissurales.

Dans notre troisième dessin emprunté à Otto et reproduit dans le traité d'Annandale l'union, au lieu de se faire à la racine, se fait à *l'extrémité des doigts* ; nous dénommerons ces variétés de syndactylie : incomplètes terminales.

I. — Syndactylies incomplètes Commissurales

ETIOLOGIE. — Les syndactylies incomplètes commissurales forment un peu plus des deux tiers des syndactylies incomplètes que nous avons rencontrées.

Elles se sont trouvées compliquées d'autres *anomalies de formation* dans 19 cas : Ectrodactylie, 5 fois —, brachydactylie. 6 fois —, ces deux malformations réunies 2 fois, — polydactylie, 8 fois. Un des cas de brachy-syndactylie s'accompagnait d'absence du grand pectoral (Gentès et Aubarret).

Dans ce chapitre nous ne nous occuperons que des syndactylies non associées à d'autres malformations : nous en avons trouvé 43 cas ; 22 des sujets atteints étaient du sexe masculin, 18 du sexe féminin ; dans les autres cas le sexe n'était pas signalé. L'hérédité signalée 2 fois portait sur un ensemble de 13 personnes. Elle siégeait 29 fois aux mains (10 fois bilatérale) et 11 fois aux pieds (6 fois bilatérale). Les groupements des doigts les plus fréquents étaient les groupements : médius et annulaire (18 fois), puis index et médius (12 fois).

VARIÉTÉS. — Après l'étendue et le siège de l'union, le caractère qui nous a semblé le plus utile pour la classification nous est donné par la *largeur*, c'est-à-dire le plus ou moins grand degré de rapprochement des doigts ; l'union entre les doigts peut être *large et lâche* : ce sont *les doigts palmés* (fig. 1 et 4).

Doigts palmés. — Dans cette variété les doigts, parfaits de forme, sont réunis entre eux par un repli cutané, une palmature, absolument analogue à la membrane interdigitale que l'on rencontre aux pattes des oiseaux aquatiques. Ces replis ont la forme de petits triangles dont le sommet correspond à l'espace interdigital ; les côtés s'insèrent sur les faces latérales des doigts qu'ils réunissent ; leur base est libre et légèrement concave. Chaque repli est constitué par un feuillet de peau palmaire et un feuillet de peau dorsale ; on peut, en les pinçant entre deux doigts, les faire glisser l'un sur l'autre. Entre les deux feuillets de peau normale, se trouve un tissu cellulaire très peu abondant dans lequel cheminent quelques vaisseaux et filets nerveux. La seule particularité anatomique intéressante a été signalée depuis longtemps par Guersant, c'est la possibilité de la *bificurcation basse des artères collatérales*. Dans un cas se trouvant parmi les notes du service de M. le Dr Broca, auquel nous sommes heureux de témoigner toute notre reconnaissance, le lambeau réunissant les deux doigts est très épais et garni de poils.

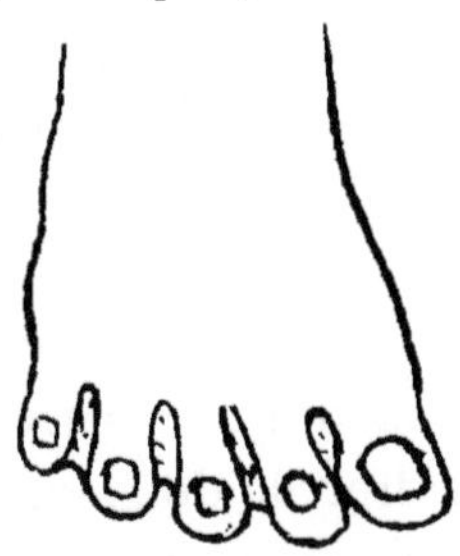

Fig. 4 (Annandale).

Union serrée. — Dans une observation de Foucher de syndactylie incomplète de la main gauche des trois doigts médius, annulaire et auriculaire, « la membrane permet à l'extrémité des doigts un écartement de un centimètre » ; dans un cas rapporté par Routier de syndactylie gauche incomplète des doigts médius et annulaire, la palmature ne laisse que l'écartement suffisant pour passer un crayon.

Généralement au fur et à mesure que la largeur diminue l'épaisseur de l'union s'accroit par une interposition plus grande de tissu cellulaire entre les deux feuillets cutanés. En voici un exemple que nous avons recueilli dans le service de M. le Dr Broca :

R. Maurice, huit ans. Syndactylie des deux premières phalanges de l'index et du médius gauches, même anomalie du côté droit. Les deux doigts sont unis jusqu'à la partie moyenne de la troisième phalange par une bandelette épaisse qui en s'éloignant de la racine vers l'extrémité des doigts va en s'amincissant de telle sorte que sur les deux faces palmaire et dorsale se creusent des sillons qui s'approfondissent progressivement.

Dans des observations données par Annandale, Giraldès, Verneuil, l'union incomplète des doigts est *serrée* et *intime* (fig. 2), les doigts sont enveloppés dans une même gaine cutanée commune, plus ou moins étendue. Dans cette dernière variété les doigts complètement soudés sont solidaires les uns des autres et cela d'autant plus que l'union se fait sur une plus grande hauteur. Les mouvements d'écartement des doigts palmés sont limités mais existent ; dans notre seconde variété, ils sont abolis.

Les Allemands et en particulier Birkner et Lehmann Nitsche se sont occupés de la mensuration des doigts. La mensuration dorsale, prise au pied à coulisse, en faisant fléchir à angle droit le doigt sur son métacarpe, donne une longueur dite externe ; en mettant le doigt en extension et en mesurant à la paume de l'extrémité du doigt à la commissure, on obtient une longueur dite interne ; la différence entre les longueurs interne et externe donne une troisième longueur, celle de la palmature.

Birkner a trouvé que la palmature oscillait chez l'homme entre 32 et 39^{mm} ; chez la femme elle ne dépasse jamais 35 et pour cet auteur toute palmature dont le chiffre est supérieur à ce nombre est pathologique : les doigts sont en syndactylie.

II. — Syndactylies incomplètes
Terminales

Les syndactylies incomplètes terminales sont celles où l'union entre les doigts se fait au niveau *de leur extrémité.*

Nous avons en tête de ce chapitre reproduit le dessin classique et typique d'Otto (fig. 3).

ÉTIOLOGIE. — Nous avons rencontré cette forme dans 1/10 des cas, soit 27 fois. Dans 20 cas, le sexe était indiqué et il y avait huit individus de sexe masculin et douze de sexe féminin. Elle siégeait vingt-deux fois aux mains, onze fois aux pieds, mais tandis que dans la variété commissurale la bilatéralité était fréquente (1/3 des cas) dans la variété terminale elle n'a été notée que quatre fois ; pas une seule fois il n'a été fait mention d'hérédité.

Dans la variété commissurale nous avions signalé la coexistence (1/3 des cas) d'anomalies de formation embryonnaire telles que l'ectrodactylie, la brachydactylie, la polydactylie; dans la variété terminale on ne rencontre pas d'anomalies de formation mais des anomalies qui proviennent *d'altérations survenues au cours du développement* du fœtus et qui se manifestent par des amputations rencontrées (20 fois) des sillons (21 fois), des pieds bots (5 fois) et des cicatrices.

Il est aussi une autre considération assez importante: dans les syndactylies commissurales, les doigts semblent s'unir suivant certains modes habituels bien définis : dans les variétés terminales le groupement est beaucoup moins ordonné et nous ne retrouvons pas en particulier le type d'union médius et annulaire, si fréquent dans les syndactylies commissurales.

VARIÉTÉS. 1° Union localisée.

L'union entre les doigts peut être localisée; elle limite alors entre la commissure et l'extrémité des doigts une longue fente que la flexion des doigts en syndactylie fait bailler.

Cette union peut être immédiate par *coalescence* des tissus des deux doigts (cas d'Otto, fig. 3); souvent elle revêt un aspect différent: l'union entre les doigts se fait au moyen d'un lambeau lamelliforme, d'un pont membraneux, d'une *bride* de tissu cicatriciel, siégeant soit à la face palmaire, soit à la face dorsale, soit à l'extrémité des doigts syndactyles, et la main prend *l'aspect d'un gril* (fig. 5 et 6).

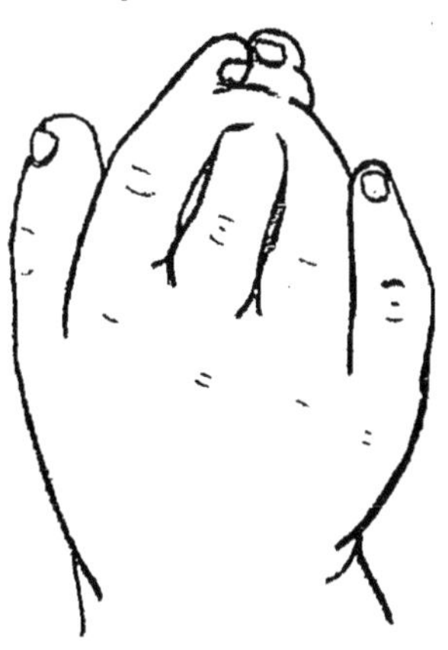
Fig. 5 (Kirmisson).

Les deux exemples suivants de Kirmisson publiés dans la *Revue d'Orthopédie* sont absolument typiques :

Garçon de vingt et un mois, présentant une syndactylie de la main droite ; les trois doigts moyens sont reliés entre eux ; le pouce et le petit doigt sont tout à fait normaux. La disposition des trois doigts atteints est la suivante : le médius est parfaitement ~~bien~~ conformé ; mais, au-dessus de la troisième phalange, passe transversalement une bride cicatricielle qui, de l'extrémité terminale de l'annulaire, gagne le côté interne de l'index.

C'est cette bride cicatricielle qui maintient soudés entre eux les trois doigts. L'index, comme le médius, présente un ongle et une configuration normale; le quatrième doigt n'a pas d'ongle. Il se termine par une extrémité effilée, d'où part la bride cicatricielle antérieurement décrite. A part la bride qui les réunit entre eux, les doigts sont complètement indépendants dans le reste de leur étendue. A la main gauche il existe une amputation congénitale du médius, réduit à sa première phalange, et se terminant par un moignon qui porte, à son extrémité libre, une petite dépression cicatricielle. Le gros orteil du pied droit est le siège d'une amputation congénitale; la phalange unguéale manque en totalité.

II.— Jeanne V... présentée, il y a quelque temps, à la consultation de l'hôpital Trousseau est atteinte d'un pied bot varus équin congénital du côté gauche, avec amputation congénitale des orteils. De ce même côté, les moignons des trois premiers orteils sont reliés entre eux par une bride cicatricielle transversalement dirigée.

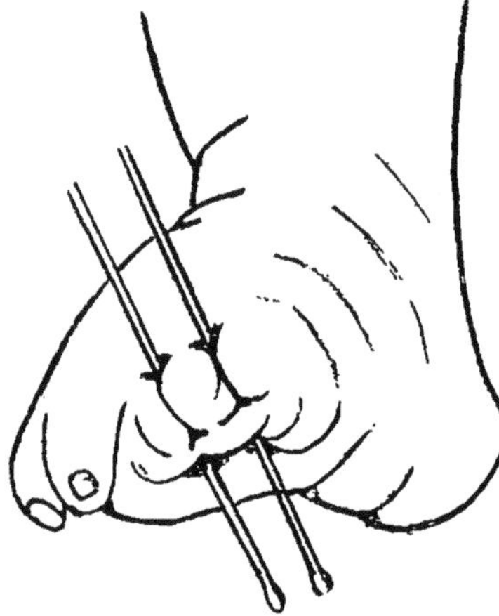

Fig. 6 (Kirmisson).

Le pied droit présente une syndactylie reliant entre eux les trois premiers orteils. Ces orteils sont plus développés que ceux du pied gauche, mais ils sont privés d'ongles; ils sont reliés entre eux par une bride transversale.

La main gauche est normalement conformée. A la main droite, le pouce et le petit doigt sont normaux; mais les doigts moyens sont en syndactylie. Le quatrième doigt passe au-dessus du troisième, auquel il est rattaché par une bride au-dessous de laquelle on peut insinuer un stylet.

Du côté de la face dorsale existe une bride transversale reliant l'index et le médius, au niveau de la deuxième phalange. L'index est très déformé, surtout au niveau de son extrémité terminale, qui se présente sous la forme d'un petit renflement arrondi, en massue. Contrairement à ce qui existe pour les pieds, les doigts réunis par la syndactylie sont pourvus d'ongle.

Des cas relatés par Hocheneg, Verneuil, Lannelongue, offrent des caractères identiques.

Dans les différents exemples que nous venons de donner, l'union entre les doigts était lâche; la main ne perdait pas son aspect général.

2° Union étendue.

L'union peut ne pas rester localisée à l'extrémité des doigts, les larges fentes de la main en gril disparaissent et se réduisent à un *petit canal épidermisé dorso-palmaire, à un petit pertuis* situé au niveau de la commissure; ils peuvent admettre généralement le stylet de trousse, quelquefois ils n'atteignent que le diamètre d'un chas d'aiguille.

ASPECT DE LA MAIN. — Dans les syndactylies terminales la malformation s'accompagne toujours de déformation des doigts. Les principales sont les suivantes :

1° *Deux ou plusieurs doigts peuvent chevaucher l'un sur l'autre, se superposer (chevauchement de deux axes voisins).* —

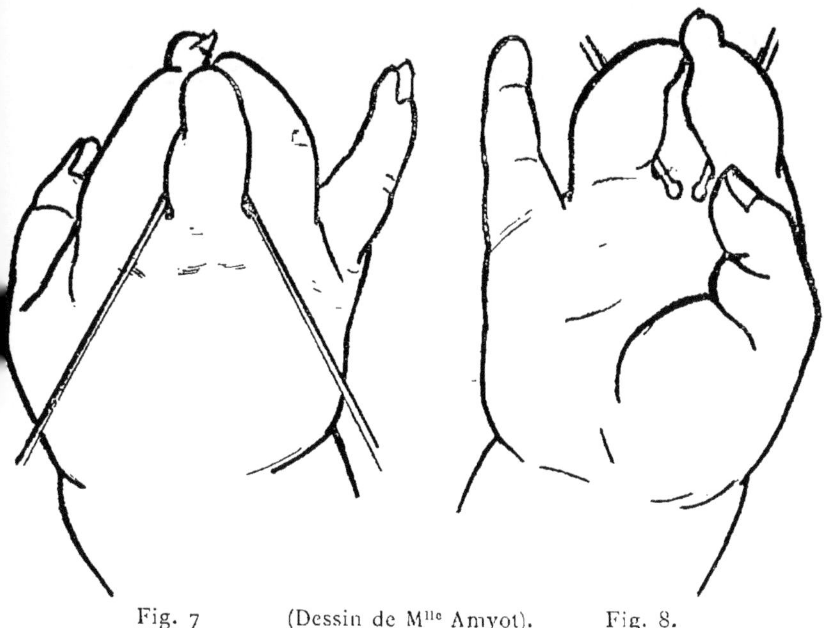

Fig. 7 (Dessin de Mlle Amyot). Fig. 8.

La superposition des axes de deux ou plusieurs doigts voisins donne à la main un aspect spécial, c'est la main en *pyramide*, la *main en cône*, la *main qui cherche à se faire petite*. Cette disposition assez fréquente se trouve mise en lumière dans une observation prise dans le service du Dr Broca que nous publions en fin de ce chapitre. Elle existe aussi dans les observations de Pineau, Rouget, Karl Lempp.

2° *Deux doigts non voisins peuvent passer en pont au dessus ou au dessous d'un troisième doigt intermédiaire (chevauchement de deux axes non voisins* (fig. 7 et 8). Cette disposition se trouve dans le cas de Variot ; elle existe aussi sur la main droite d'un enfant dont nous publions l'observation en fin de ce chapitre. Cette observation nous a été donnée par le Dr Mouchet auquel nous sommes heureux d'adresser ici tous nos remerciements pour les conseils qu'il a bien voulu nous prodiguer ;

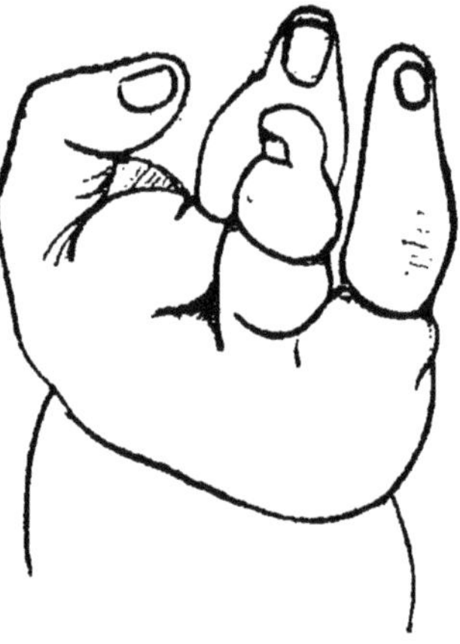

Fig. 9 (Lempp).

3° *Deux doigts peuvent être rapprochés et réunis au niveau de leur partie moyenne (brisement des axes généralement accompagné de chevauchement).* En général les doigts présentent au niveau de leur jonction un sillon d'étranglement et ils en portent les conséquences : ils présentent de l'hypertrophie congénitale ou de l'atrophie, comme nous le voyons dans le cas du travail allemand de Lempp (fig. 9) ;

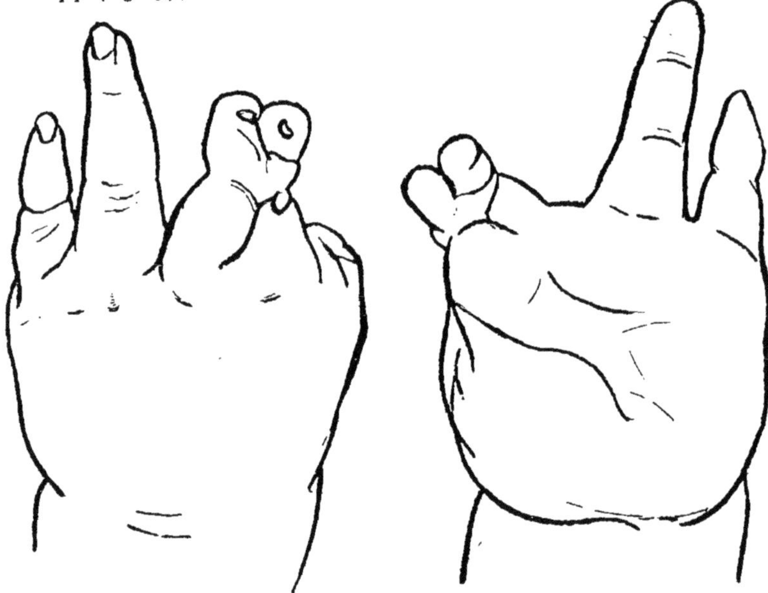

Fig. 10 (Dessin de Mlle Amyot). Fig. 11.

4° *Deux doigts peuvent être tordus, contournés sur eux-*

mêmes (torsion des axes). Comme on peut le voir sur la main gauche du petit sujet du Dr Mouchet (fig. 10 et 11).

5° *Il peut arriver que les doigts se trouvent fléchis et fusionnés en une seule masse dans laquelle il est souvent impossible de distinguer les parties constituantes :* c'est la main en *boule.* Le dessin et l'observation suivante d'Annandale en fournissent un exemple (fig. 12 et 13).

Main droite. — Les deuxièmes et troisièmes phalanges de tous les doigts et du pouce sont confondues. Les premières sont distinctes et séparées par de minces pertuis qui traversent de la face palmaire à la face dorsale. Les premières phalanges sont bien développées, mais les deuxième et troisième sont tellement mêlées qu'il est impossible de

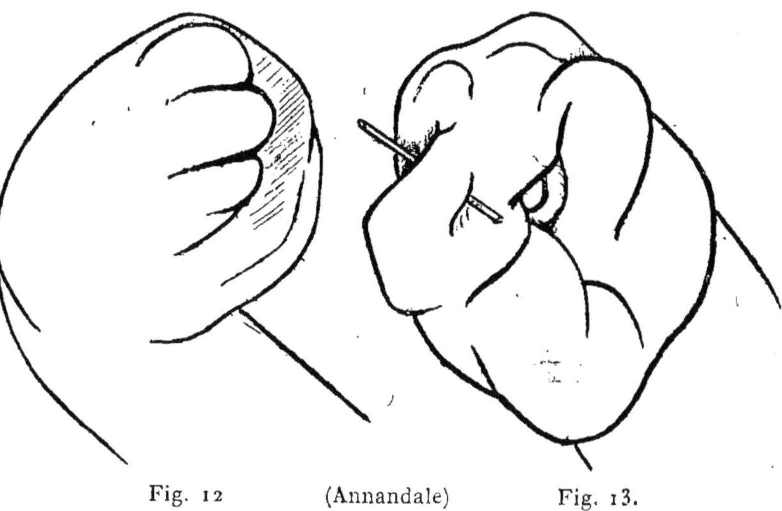

Fig. 12 (Annandale) Fig. 13.

distinguer les os propres à chaque doigt. Ces os, cependant, ne sont pas complets et les tissus du bout des doigts font défaut. Il n'y a qu'un seul ongle, mais il est impossible de déterminer le doigt auquel il appartient. La peau unissant les doigts est lâche et il y a quelques mouvements. Il existe des malformations semblables aux deux pieds.

MODIFICATIONS DE STRUCTURE. — Par tous les exemples précédents nous pouvons nous rendre compte que de tels doigts en syndactylie ont subi des modifications importantes au niveau des ongles, au niveau de la peau, au niveau du squelette osseux.

L'ongle peut faire totalement défaut ; il peut avoir disparu avec l'extrémité qui le portait par le fait d'une amputation partielle; souvent il est atrophié, réduit à une petite griffe pointue (cas de Mouchet); parfois il n'est constitué que par une petite masse dure qui n'a de l'ongle que la constitution cornée; parfois la matrice unguéale seule est présente sous forme d'un petit bourrelet rugueux, elle est toujours extrêmement réduite.

La peau au niveau de l'union terminale des doigts est aussi très modifiée, elle a un aspect cicatriciel signalé par Picqué, Kirmisson, Lempp; nous ne croyons pas qu'il en ait été fait d'examen histologique. Elle doit, dans certains cas d'hypertrophie congénitale due à des sillons, porter des lésions d'œdème chronique.

Le squelette osseux est aussi fort déformé; il peut être abrégé du fait d'une amputation congénitale et l'os est mousse au niveau de la solution de continuité, la colonne osseuse est tronquée. Souvent et surtout quand la striction a été forte, (main en boule) les phalanges sont mêlées et chevauchent les unes sur les autres; quelquefois elles se trouvent en contact et de ce fait contractent des adhérences; c'est l'éventualité la plus grave au point de vue pronostique : la colonne osseuse est brisée.

VALEUR FONCTIONNELLE DE LA MAIN. — Les troubles fonctionnels qui surviennent aux mains atteintes de syndactylie terminale seront beaucoup plus graves que ceux que nous avons signalés dans les syndactylies commissurales. En dehors de l'impossibilité complète des mouvements d'écartement des doigts, puisque la syndactylie est terminale, d'autres facteurs vont intervenir et faire varier le degré d'utilisation de ces mains.

1° *La présence du pouce parmi les doigts syndactyles* abolit les mouvements d'opposition et l'homme perd sur son plus proche voisin en perfection manuelle, le singe, une de ses caractéristiques anatomiques. Si nous signalons à cette place ce fait commun à toutes les syndactylies, c'est que le pouce, dans les variétés terminales, ne jouit pas de l'immunité fréquente qu'il possède dans les variétés commissurales.

2° *La superposition de doigts voisins ou non voisins, leur torsion* limite les mouvements de flexion surtout au niveau des articulations distales des doigts et de ce fait entrave la préhension.

3° *La concomitance d'autres malformations* et surtout d'amputations partielles ou totales des doigts aggrave encore la syndactylie, puisqu'à l'anomalie vient encore s'ajouter une véritable infirmité.

4° Dans certains cas (main en boule) l'organe perd toute valeur fonctionnelle : *la syndactylie équivaut à une amputation.*

Les brides à la pulpe des doigts, les amputations partielles par la présence de tissu cicatriciel déterminent des altérations du sens du toucher.

Nous avons signalé, dès le début, parmi les mutilations qui accompagnent les syndactylies terminales, la fréquence des amputations partielles des doigts. Nous croyons devoir insister sur ces *syndactylies de moignons ;* elles nous seront utiles dans la suite pour comprendre l'analogie qui existe entre ces cas et certaines formes de syndactylie complète.

En voici un exemple de Guyot :

Femme de vingt ans, présentant dès la naissance, plusieurs amputations spontanées de phalanges aux pieds et aux mains avec fusion de trois doigts tronqués (index, médius et annulaire gauche) en un seul tronçon commun, avec deux trajets cutanés étroits siégeant au niveau du pli digito-palmaire.

MAIN DROITE. — Le médius droit est amputé au milieu de la deuxième phalange et uni aux deux doigts voisins par un pont cutané, étroit vers l'index, large vers l'annulaire, mais des deux côtés séparés à la base, vers la commissure, par un pertuis pouvant recevoir un stylet. Sillons obliques, en sens inverse sur l'index et l'annulaire voisins.

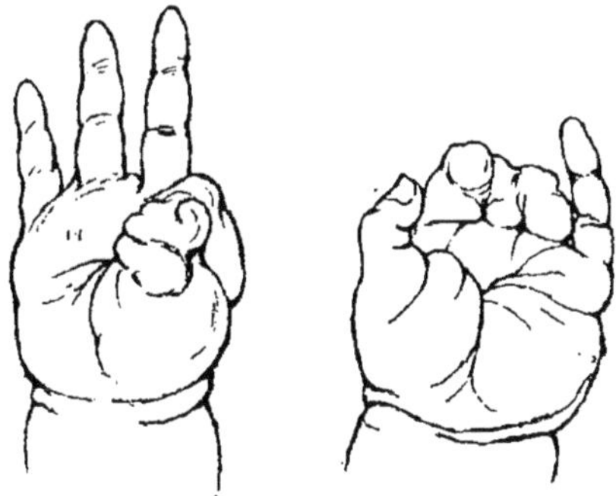

Fig. 14-15 (Dessins de Mlle Amyot).

Deux dessins de Mlle Amyot rendent encore mieux compte de l'aspect de ces syndactylies de moignons (fig. 14-15).

Nous publions à cette place les deux observations complètes, de deux cas que nous avons signalés au cours de ce chapitre.

C... (Georges), deux mois et demi. — MAIN GAUCHE : Plus petite que la droite dans toutes ses dimensions, le pouce est libre mais atrophié ; l'ongle est très peu marqué, les quatre autres doigts sont atteints de syndactylie et se disposent en un cône dont le sommet correspond aux extrémités digitales. En regardant la main on voit que l'index et l'auriculaire sont situés au-dessous des deux autres doigts qui sont eux aussi superposés. L'auriculaire a ses dimensions à peu près normales, le médius est atrophié et réduit à une petite masse de la grandeur d'une phalange collée sur la face dorsale de l'annulaire. Le petit doigt est réuni à l'annulaire par un petit pont cutané sous lequel passe aisément un stylet. Il parait posséder un squelette complet. L'annulaire porte sur sa face dorsale le médius comme nous l'avons dit. Il présente avec l'index des connexions beaucoup plus étendues qu'avec l'auriculaire, ils sont réunis l'un à l'autre presque jusqu'à leurs extrémités. Au niveau de la commissure existe sur la face dorsale comme sur la face palmaire une dépression punctiforme en cul-de-sac indiquant le siège de cette commissure. Les ongles sont peu marqués ; il en est de même des plis et sillons des faces palmaires et dorsales de la main.

C... (Julie) (fig. 7, 8, 10 et 11). — MAIN GAUCHE : Le pouce ne possède que son métacarpien, à sa place on trouve une petite cicatrice étoilée. Au niveau de leurs premières phalanges, l'index et le médius sont fusionnés sur une partie de leur étendue, laissant à leur base un pertuis permettant l'introduction d'un stylet. La deuxième phalange de l'index est séparée de la première phalange par un sillon d'étranglement; elle est extrêmement réduite. Au côté dorsal externe de l'index on note la présence d'un petit appendice cutané, gros comme un grain de chènevis. La deuxième phalange du médius est aussi étranglée par ce sillon qui ne se trouve marqué qu'à sa partie interne. La phalange unguéale de l'index est séparée de la deuxième phalange par un léger sillon. Les deux ongles sont rudimentaires. On note sur l'auriculaire atrophié un sillon circulaire au niveau de sa partie moyenne.

MAIN DROITE. — Présente une syndactylie terminale localisée aux phalanges unguéales des index médius et annulaire qui sont en flexion légère ; un stylet pénètre facilement dans les fentes représentant les espaces interdigitaux. Le médius est court et son extrémité dépourvue d'ongle, est coiffée par les phalanges ungéales de 'index et de l'annulaire. La première phalange de l'index est séparée de la deuxième par un sillon d'étranglement, l'ongle est à peine marqué : il n'en existe pas sur l'annulaire et le médius. Le pouce est en valgus et placé dans la paume de la main.

Syndactylies complètes

Les syndactylies complètes sont celles où l'union se fait sur *toute la hauteur des doigts*.

Entre les syndactylies complètes et les syndactylies incomplètes, il existe des types intermédiaires qu'il peut être délicat de classer dans l'un ou dans l'autre de ces deux groupes.

Reclus, en 1883, présentait cette petite malade à la Société de chirurgie :

> A droite, il existe un pied bot varus et une syndactylie des trois orteils du milieu, syndactylie remarquable en ce qu'elle est incomplète vers l'extrémité métatarsienne où l'on constate une dépression longitudinale assez profonde et terminée en cul-de-sac.

Ici il n'y a pas de véritable canal dorso-palmaire mais un simple *petit trou borgne*. Quelquefois même, on ne constate au niveau de la commissure entre les deux doigts en syndactylie qu'une simple *dépression*, qu'une légère *fossette*. Ce sont les seuls vestiges qui subsistent d'une séparation qui fut, à un moment donné, complète entre les deux doigts.

Hocheneg a présenté à la société império-royale de médecine de Vienne le cas suivant très intéressant :

> A la main gauche l'auriculaire est réuni à l'annulaire au niveau de sa première phalange et porte un sillon cicatriciel. Le médius et l'annulaire sont réunis par un repli cutané, mais au niveau leur commissure porte un petit pertuis; même disposition entre le pouce et l'index. Le médius est réuni à l'index sur toute sa longueur ; il n'existe au niveau de la commissure qu'une petite fossette qui témoigne de la séparation antérieure des doigts.

Dans cet exemple nous pouvons donc assister à tous les termes de passage entre une syndactylie incomplète terminale type et une syndactylie presque complète.

Les syndactylies complètes peuvent être groupées en deux principales variétés.

Première Variété

Gouriet donne l'observation d'une main qui présente une syndactylie complète de l'index, du médius et de l'annulaire; la même main présente aussi une amputation partielle du pouce et du petit doigt. L'enfant est porteur, en outre, d'une amputation de l'avant-bras gauche et de deux orteils à chaque pied.

Dans une observation de Jeannel nous voyons que tous les doigts de la main gauche sont amputés au niveau de la deuxième phalange; les doigts médians amputés sont réunis l'un à l'autre sur toute leur hauteur. Tous les orteils sont amputés au ras du métatarse et la jambe gauche porte un sillon d'étranglement.

Dans les observations de Leprévost, Lhomme, Meller, Lagorski nous retrouvons des descriptions analogues.

Voici une observation avec dessin (fig. 16) que nous avons prise dans le service du Dr Broca.

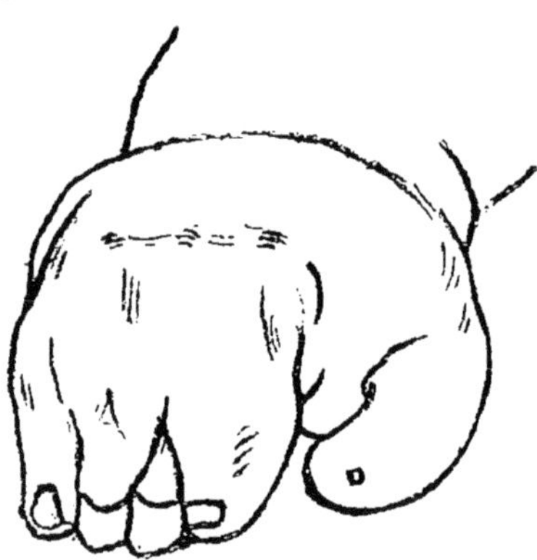

Fig. 16 (Dessin de Mlle Amyot).

C. Raymond présente à la main droite une syndactylie complète des quatre derniers doigts. Au niveau des articulations métacarpo-phalangiennes, la main semble avoir été étranglée dans un lien qui a eu pour effet de rapprocher la base des premières phalanges et de diminuer la largeur de la main. La distance qui sépare le pouce des autres doigts est augmentée; le pouce est en valgus en flexion légère; son ongle n'existe pour ainsi dire pas. L'index globuleux est fusionné directement à l'annulaire et les deux doigts réunis sont sus-jacents au médius. Le cinquième doigt surplombe légèrement l'annulaire. Les ongles de ces doigts sont accolés pour le médius et l'annulaire; pour l'index et le petit doigt, ils sont libres mais atrophiés.

Dans cette observation nous pouvons relever les faits suivants :

1° *La superposition de certains doigts*, l'index et l'annulaire accolés recouvrent le médius, le petit doigt surplombe le quatrième.

2° *La présence d'un sillon à la base des phalanges*, sillon qui semble avoir étranglé comme un lien la région des premières phalanges diminuant la largeur de la main à ce niveau et laissant une commissure très large entre le pouce et l'index.

3° *Certains ongles se trouvent atrophiés*, celui du pouce se trouve réduit à une petite masse qui n'a de l'ongle que sa constitution cornée.

Dans toutes les observations ayant trait à cette variété de syndactylie complète nous avons relevé les caractères suivants :

1° *L'hérédité n'est pas mentionnée une seule fois.*

2° *La bilatéralité, le groupement suivant un certain ordre n'existe pas* et nous n'avons pas en particulier rencontré une seule fois la réunion du médius et de l'annulaire.

3° *Ces cas se trouvent tous associés à une des malformations par altération de développement fœtal* (sillons, amputations, cicatrices, pieds bots).

ASPECT DE LA MAIN. — Les déformations des doigts sont semblables à celles que nous avons rencontrées dans les syndactylies incomplètes terminales, ce sont :

1° *La superpositiom, le chevauchement de doigts voisins* donnant à la main l'aspect d'une *pyramide* (Le Bec),

2° *La superposition et le chevauchement de doigts non voisins*, donnant à la main la forme d'un *cône*, *l'aspect de la main qui cherche à se faire petite*, est signalée par Osmont et Thérèse.

Nous n'avons pas rencontré les autres variétés que nous avions signalées dans les syndactylies incomplètes terminales.

MODIFICATIONS DE STRUCTURE. — Les modifications de structure sont aussi identiquement les mêmes que pour les syndactylies incomplètes terminales. Dans notre dessin (fig. 16) nous voyons l'ongle d'un doigt faire presque complètement défaut ; l'ongle peut avoir disparu par une amputation partielle. — La peau peut présenter des lésions cicatricielles, elle peut être modifiée par une œdème chronique. Les os peuvent être abrégés du fait d'une amputation, ils peuvent être atrophiés, ils peuvent chevaucher et de ce fait contracter des adhérences.

ETIOLOGIE. — Les formes de syndactylie complète de cette première variété sont relativement rares. Nous n'en avons trouvé que 20 cas. Le sexe n'était indiqué que dans 11 observations, 4 sujets étaient du sexe masculin, 7 du sexe féminin.

Elle siégeait 15 fois aux mains (3 fois bilatérale), 6 fois aux pieds, (2 fois bilatérale), le groupement le plus fréquent était le groupement des trois doigts médians (o fois). *Pas une seule fois l'hérédité n'était signalée.* Cette variété de syndactylie complète se trouvait toujours associée à des malformations par *altération de développement fœtal* (sillons, amputations, cicatrices, pieds bots). Nos 20 cas présentaient au moins une de ces malformations. Ce caractère a une importance capitale pour le diagnostic.

En résumé nous constatons l'analogie complète des cas qui composent cette variété avec les cas de syndactylie incomplète terminale : même attitude de la main, mêmes modifications de structure, même association presque fatale à des malformations par altération dans le cours du développement fœtal, même absence d'hérédité, de bilatéralité, de groupement des doigts suivant certains modes définis. Tout vient témoigner dans l'une comme dans l'autre de ces variétés de syndactylies *qu'une compression, qu'une striction s'est opérée sur des doigts qui avaient déjà dépassé leur période de formation, qui avaient déjà effectué leur division.* Ce n'est qu'une striction qui peut expliquer en même temps l'attitude de ces mains et en particulier le chevauchement des doigts, leurs lésions cicatricielles et œdemateuses, les autres malformations concomitantes (sillons et amputations). Elle explique en même temps le groupement habituel des doigts : si le médius, l'annulaire et l'auriculaire sont généralement groupés ensemble, c'est parce qu'ils se trouvent être les plus grands ; elle explique encore l'absence d'hérédité : les doigts ne sont altérés qu'alors que leur développement est déjà très avancé.

Deuxième Variété

La seconde variété de syndactylie est de beaucoup la plus fréquente et présente un aspect totalement différent.

I. En 1850, Morel-Lavallée présente un cas de syndactylie chez un homme de trente ans ; cette réunion congénitale n'existe qu'entre le médius et l'annulaire de chaque main. La réunion régnait sur toute la longueur des deux doigts à chaque main. Du côté droit, les deux doigts régulièrement conformés avaient toutes leurs articulations libres et indépendantes.

II. S... (Ernest), treize mois : présente aux deux mains une syndactylie complète du médius et de l'annulaire, et aux deux pieds une syndactylie de même nature entre les deuxième et troisième orteils.

Sur six enfants, trois présentent la même syndactylie des mêmes doigts des pieds. Une cousine germaine des enfants est atteinte de phocomélie bilatérale.

Voici une observation publiée par le Dr Kirmisson dans la *Revue d'orthopédie.*

L'enfant Angèle D..., âgée de cinq ans, est entrée le 24 avril 1899 dans mon service à l'hôpital Trousseau, pour une syndactylie réunissant entre eux le médius et l'annulaire et symétriquement développée aux deux mains. Il y a ceci de particulier chez elle au point de vue étiologique que son père, mort d'une maladie de poitrine, présentait aux deux mains une syndactylie absolument identique à celle de la petite malade.

Le médius et l'annulaire de chacune des deux mains sont reliés entre eux par la peau qui leur forme une gaine commune s'étendant jusqu'à l'extrémité terminale des doigts. Cette gaine cutanée est assez lâche pour que les deux doigts, dont le squelette est parfaitement indépendant, soient bien mobiles l'un sur l'autre. Toutefois, au niveau de l'articulation de la deuxième avec la troisième phalange, on sent par la palpation et du côté de la face palmaire un petit noyau osseux dont il est difficile de préciser la signification exacte.

CLASSIFICATION. — Ces syndactylies sont habituellement classées par le *degré de rapprochement des doigts*, on les distingue en *fibreuse* et *en osseuse* suivant que la fusion s'est ou non produite entre les os. Il nous semble assez souvent impossible de vérifier exactement ce caractère, sauf quand on peut disposer des rayons Roëntgen. La mobilisation des doigts l'un sur l'autre qui renseigne sur l'état du squelette est souvent difficile en dehors de toute fusion osseuse chez des sujets âgés dont les ongles sont épais et soudés. Elle est au contraire facile chez les sujets très jeunes, alors même que la coalescence s'est faite entre des phalanges cartilagineuses. Nous préférons nous baser sur un caractère clinique plus apparent : *c'est le degré de rapprochement des ongles.*

Dans un premier degré les ongles absolument normaux sont nettement séparés par un petit isthme cutané.

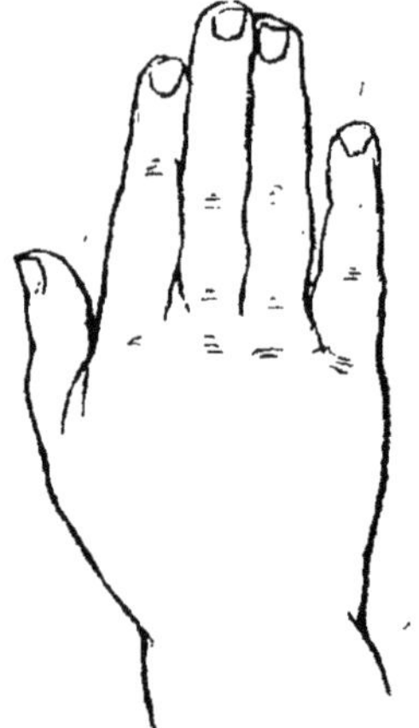

Fig. 17 (Dessin de Mlle Amyot).

Les doigts réunis sont habituellement séparés par une légère rainure plus apparente à la face dorsale qu'à la face palmaire, cette disposition est très nette dans le dessin (fig. 17) que nous devons au Dr Broca.

Dans un deuxième degré les ongles sont arrivés en contact, mais leur zone de fusion est marquée soit par une ligne en relief allant de la matrice au bord libre unguéal, soit par une rainure formée par l'accolement des deux ongles. La zone de démarcation des doigts n'est plus marquée à la face palmaire, elle existe encore à la face dorsale. (Fig. 18).

Dans un troisième degré les ongles sont complètement fusionnés et forment un seul ongle rectangulaire, en arc de cercle, en croissant, qui traverse d'un seul trait la ligne des phalangettes ; il n'existe plus en général de ligne de démarcation entre les doigts.

ASPECT DE LA MAIN. — Un caractère fréquemment rencontré dans cette variété de syndactylie complète et d'autant plus marqué qu'un plus grand nombre de doigts se trouve atteint, consiste dans la Flexion permanente des doigts réunis.

I. — A) *Elle peut n'être que légère, se passant alors surtout au niveau de l'articulation de la phalangine avec la phalangette.* Cette disposition se rencontre dans le cas suivant qu'il nous a été donné de voir avec le Dr Mouchet. (Fig. 18).

A... (Madeleine), trois ans et demi, janvier 1906. — MAIN DROITE (fig. 18) : L'annulaire et l'auriculaire sont réunis et enveloppés sous une même gaine cutanée commune depuis leur commissure jusqu'à leur extrémité. Les ongles sont accolés et à leur jonction il se forme une rainure rectiligne qui va de la matrice à l'extrémité unguéale. Les deux doigts sont en flexion forcée. A la main gauche, même lésion des doigts symétriques, mais en plus il semble que le médius ait aussi fait partie du groupe syndactyle. En effet, il est incliné et tourné vers les doigts encore réunis, il est fléchi comme eux et porte sur son bord cubital une cicatrice saillante allant de la commissure à l'extrémité du doigt. Nous n'avons pu avoir de renseignements sur cette intervention, l'enfant ayant été longtemps en nourrice.

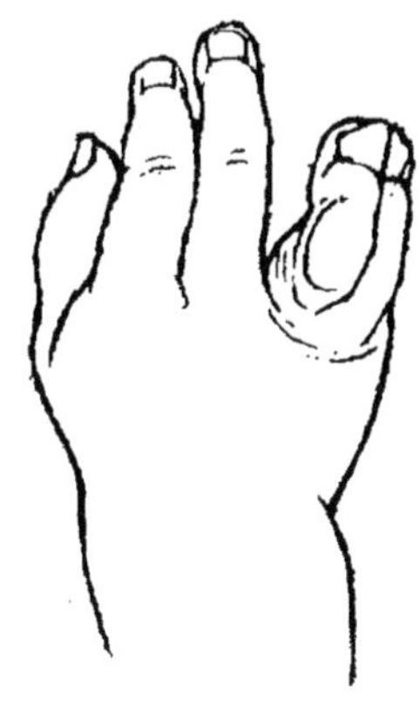

Fig. 18.
(Dessin de Mlle Amyot).

Selon le degré de la flexion permanente, nous pourrons avoir les types suivants :

b) *Les premières phalanges sont fléchies sur le métacarpien, les autres phalanges sont en extension*, la main prend l'aspect d'une tête d'oiseau, d'une tête d'oie comme dans le cas de Dessaix.

c) *Les phalanges sont uniformément fléchies*, comme un poingt fermé et l'aspect de la main a été comparé à une tête de chien (Beno).

Dans un cas de Didot la flexion était telle que : « on ne pouvait qu'à peine faire pénétrer le bout du doigt dans la fossette qui représentait la paume de cette main bursiforme. »

Nous verrons plus loin l'explication anatomique de cette déformation.

II. — A côté de cette déformation que nous pouvons taxer de *constitutionnelle*, car elle tient à un état anatomique, il en est d'autres qui sont dues *aux conditions particulières dans lesquelles les doigts réunis vont effectuer leur accroissement.*

Ces déformations seront d'autant plus marquées que le sujet sera plus âgé et que le degré de syndactylie sera plus marqué. Nos deuxième et troisième degrés sont les plus favorables pour la production de ces déformations. Prenons un exemple de deux doigts atteints de cette variété de syndactylie complète.

1° *L'accroissement en volume, en grosseur* va tendre à les faire pivoter et à les rabattre l'un sur l'autre, comme les volets d'une charnière, en prenant comme axe de rotation leur rainure de démarcation cutanéo-unguéale ; *ils tendront à se tourner le dos* (fig. 21).

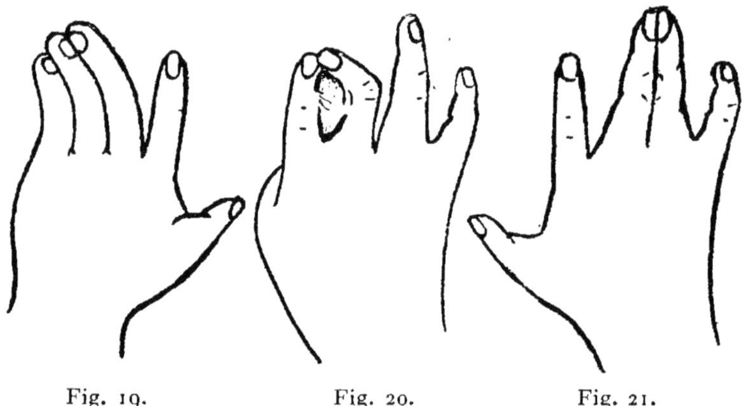

Fig. 19. Fig. 20. Fig. 21.

2° *L'accroissement en longueur* ne peut se faire puisque les doigts se trouvent réunis par leur lien unguéal inextensible. Le doigt le plus long subit la poussée osseuse de ses propres phalanges, il va se *fléchir* ou *s'incliner latéralement* sur le doigt le plus court.

La flexion pourra se répartir également sur toutes les articulations phalangiennes; c'est ce qui a lieu quand l'union au niveau de la partie moyenne du doigt est lâche : *le doigt est en arc de cercle.* Quand l'union est serrée et ne se laisse pas distendre, la flexion ne se passe qu'au niveau du dernier article phalangien, le doigt le plus long prend la *forme de crochet.*

L'inclinaison latérale donne aussi deux types analogues suivant que l'union au niveau de la partie moyenne des doigts est intime ou lâche. Dans ce dernier cas, l'inclinaison latérale est répartie régulièrement sur toutes les articulations, *le doigt forme un arc de cercle* comme dans la figure d'Annandale (fig. 19), *autrement la partie moyenne du doigt fait un angle marqué* (fig. 20) par suite de la luxation partielle que subira une des articulations. Cette disposition est très nette dans un moule en plâtre existant dans le service de M. le professeur Berger, à l'hôpital Necker.

Il nous faut insister ici sur la différence des attitudes des doigts que nous rencontrons dans cette variété et de celles que nous avons rencontrées dans nos syndactylies traumatiques. Dans toutes deux nous rencontrons la flexion, la rotation, l'inclinaison latérale des doigts, mais tandis que dans *les syndactylies traumatiques il y a superposition et chevauchement des doigts, dans cette dernière variété, les doigts restent toujours dans le plan de la main :* il s'agit de déformations d'origine et de nature absolument différentes.

VALEUR FONCTIONNELLE DE LA MAIN. — La valeur fonctionnelle de ces mains n'est, en général, que peu diminuée et pour les raisons suivantes :

1° *Le pouce est rarement atteint.*

2° *Les doigts réunis*, généralement au nombre de deux, *sont absolument solidaires l'un de l'autre ;* le doigt double possède une valeur fonctionnelle égale à celle d'un doigt unique. Le manque d'un doigt quand il appartient au côté cubital ne se fait guère sentir, les mouvements de flexion et d'extension se passant comme dans une main normale.

3° *L'association a des malformations diminuant la valeur fonctionnelle de la main* (ectrodactylie et microdactylie) *est assez rare.*

PARTICULARITÉS ANATOMIQUES. — Les quelques dissections qui ont été faites nous donnent des notions anatomiques assez importantes. Outre la *brièveté des artères collatérales* des doigts, due à la descente anormale de l'arcade palmaire, Gentès et Aubarret ont signalé une autre anomalie consistant dans *l'absence d'arcade palmaire superficielle.* Les collatérales des doigts se trouvent dans ce cas en partie données directement par la cubitale, en partie par l'arcade palmaire profonde c'est-à-dire par la radiale. Galtier signale *l'absence des deux arcades superficielle et profonde :* les artères digitales naissent directement de la radiale et de la cubitale et se bifurquent très bas pour donner les collatérales des doigts. Mais la particularité la plus intéressante, surtout au point de vue opératoire, nous est fournie par les dissections de Gentès et Aubarret et de Galtier. Nous les reproduisons textuellement :

APONÉVROSES. — « *L'aponévrose palmaire moyenne ne s'arrête pas au niveau des articulations métacarpo-phalangiennes ; elle s'étend en couche continue, au-dessus des phalanges* jusqu'aux replis cutanés, c'est-à-dire jusqu'aux points où les doigts deviennent libres.

Quant à l'aponévrose profonde, elle est extrêmement résistante, mais ne dépasse pas la racine des doigts. »

« L'aponévrose palmaire superficielle nous a frappé par sa résistance, elle est dure, fortement tendue et très étroite. *Elle s'étend sur toute la main et au lieu de s'arrêter au niveau des articulations métacarpo-phalangiennes, elle passe sur les phalanges et vient se perdre dans un tissu fibreux résistant qui arrive jusqu'à l'extrémité des doigts.* Certaines de ces fibres peuvent être suivies jusque-là. *Le muscle petit palmaire vient s'insérer sur elles sans contracter d'adhérences avec le ligament du carpe.* Ce muscle volumineux se compose de deux faisceaux très développés, dont l'un s'insère sur le bord inférieur de l'humérus et sur l'épitrochlée, le second sur les aponévroses voisines et sur le cubitus. Nous insistons sur le fait suivant que nous avons retrouvé aux deux mains et qui nous a fortement frappé : quand nous avons eu reséqué cette aponévrose, la main, qui jusque-là gardait fatalement sa courbure et sa raideur, s'est étalée avec la plus grande facilité, presque d'elle-même, sur la table d'opération ; elle s'est largement ouverte, prenant l'aspect d'une main normale. »

C'est à ces insertions anormales de l'aponévrose palmaire, c'est à l'action du petit palmaire qui ne se trouve plus limitée par des attaches au ligament antérieur du carpe qu'est due la flexion permanente des doigts (fig. 18).

Comme autres anomalies anatomiques signalons encore :

La fusion des tendons superficiels et profonds des fléchisseurs, l'imperforation du tendon du fléchisseur superficiel. (Aubarret).

ETIOLOGIE. — Les syndactylies complètes de cette deuxième variété se sont rencontrées dans 119 des 277 cas que nous avons rassemblés. Dans 46 cas où elles ne se trouvaient pas associées à d'autres malformations le sexe était noté 27 fois, il y avait onze personnes du sexe masculin et seize du sexe féminin. L'hérédité dans ces cas simples était signalée 4 fois et portait sur 16 personnes. 63 fois elle se trouvait compliquée d'ectrodactylie, de brachydactylie, de polydactylie, de macrodactylie, c'est-à-dire des mêmes malformations que nous avons rencontrées dans les syndactylies incomplètes commissurales: ces malformations résultent d'anomalies de formation embryonnaire.

Dans les cas simples elle siégeait 36 fois aux mains (21 fois bilatérale), 7 fois aux pieds (4 fois bilatérale), 8 fois aux quatre membres.

Le groupement des doigts le plus fréquent était le groupement du médius et de l'annulaire (36 fois).

Nous avons trouvé un certain nombre de cas, où sur les extrémités atteintes, se rencontraient à la fois cette variété de syndactylie complète et des syndactylies incomplètes commissurales.

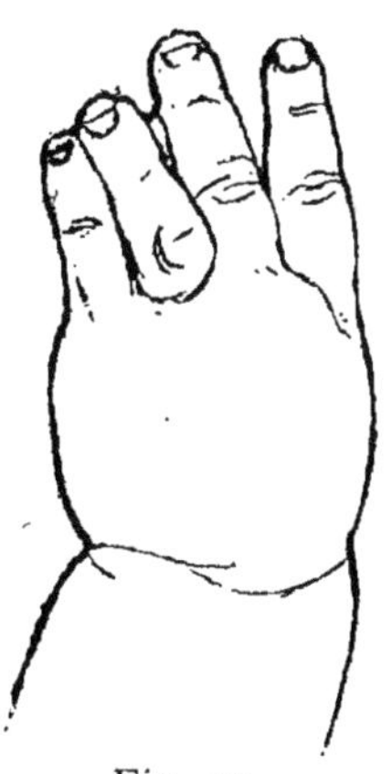

Fig. 22.
(Dessin de Mlle Amyot).

En voici un exemple type fourni par la main gauche d'un petit sujet du service du docteur Broca (fig. 22).

MAIN DROITE. — Léger degré de syndactylie membraneuse entre

le médius et l'annulaire. L'annulaire et l'auriculaire sont accolés, mais présentent à la face dorsale un sillon très marqué.

Ongles développés et normaux, nettement séparés par un isthme cutané.

Main gauche. — Syndactylie des trois doigts médius, annulaire et auriculaire. Mais tandis que la syndactylie entre médius et annulaire est une syndactylie incomplète commissurale lâche (doigts palmés) par persistance de la membrane, la syndactylie entre les deux autres doigts est plus serrée, l'accolement est complet; les ongles sont séparés par un isthme cutané. Il existe un léger degré de flexion de l'annulaire.

Quelle peut bien être la signification de ces deux formes de syndactylie complète et de syndactylie incomplète commissurale sur un même sujet?

Nous avons vu dans l'organogénie que certains doigts apparaissent et s'individualisent avant les autres; le développement de tous les doigts ne se fait pas simultanément et à un moment précis les divers doigts se trouvent à des stades, à des âges différents. Qu'une causé intervienne et produise un arrêt de développement, les doigts atteints dans leur formation se développeront mais en reproduisant chacun pour leur compte le stade qu'ils vivaient au moment où la cause a agi.

Cela nous explique que l'on puisse voir tous les types intermédiaires entre les formes de syndactylie complète de notre deuxième variété et les syndactylies incomplètes commissurales: *l'étendue de l'union entre les doigts ne dépend que de l'âge où ils ont été frappés d'arrêt de développement*

Nous voyons donc l'identité entre nos syndactylies incomplètes commissurales et nos syndactylies complètes de cette deuxième variété. Nous faut-il encore d'autres preuves? L'hérédité, la bilatéralité fréquente des lésions, le groupement des doigts suivant certains modes, l'association possible à des malformations par trouble de formation embryonnaire (ectrodactylie, polydactylie, etc.), nous fournissent encore autant de preuves de l'identité d'origine de ces deux groupes de syndactylie. Nous avions déjà vu l'identité d'origine entre nos syndactylies incomplètes terminales et nos syndactyles complètes de la première variété. *Au point de vue pathogénique, les syndactylies peuvent donc ne rentrer qu'en deux groupes*, c'est ce que nous verrons au prochain chapitre après avoir résumé dans un tableau les principales formes cliniques que nous avons étudiées.

1° Syndactylies incomplètes	Commissurales..	Union lâche (doigts palmés)......	Syndactylie par arrêt de formation embryonnaire.
		Union intime..................	Syndactylie par arrêt de formation embryonnaire.
	Terminales	Union localisée (syndactylies par brides).	Syndactylies par altération de développement fœtal. Syndactylie traumatique.
		Union étendue (syndactylies par fusion directe).	Syndactylies par altération de développement fœtal. Syndactylie traumatique.
2° Syndactylies complètes	1re variété..............................		Syndactylies par altération de développement fœtal. Syndactylie traumatique.
	2e variété....................................		Syndactylie par arrêt de formation embryonnaire.

PATHOGÉNIE

Nous avons vu en fin du chapitre précédent que nos syndactylies pouvaient au point de vue pathogénique se résumer en deux groupes : *dans un premier groupe les doigts sont frappés d'arrêt de développement pendant leur période de formation* et la malformation reproduit un type normal du cours de développement embryonnaire : *dans un deuxième groupe les doigts ne sont atteints qu'après avoir été complètement individualisés*, c'est une syndactylie par altération survenant dans le cours du développement fœtal, *c'est une syndactylie traumatique*, *une syndactylie acquise.*

SYNDACTYLIES TRAUMATIQUES

Quelles sont les causes capables de produire une syndactylie traumatique ? La syndactylie traumatique est due à la formation *de brides amniotiques.*

Quelle est la nature de ces brides ?

I. — Pour Montgomery qui les a signalées le premier, c'est une lymphe plastique organisée ; pour Scanzoni, Simonnart, elles sont dues à une métrite ou une endométrite ayant traversé les membranes de l'œuf ; pour Virchow et Ahfeld, elles sont le résultat d'un processus inflammatoire à point de départ fœtal ou ovulaire ; pour Maher leur origine est infectieuse : elles sont dues à un ferment fibrinogène microbien ; tous ces auteurs admettent le même mécanisme.

1° *Organisation de fausses membranes* analogues à celles que l'on rencontre dans la plèvre et le péritoine.

2° *Emprisonnement secondaire des doigts* sous l'influence de mouvements fœtaux.

Cette assimilation de l'amnios à un sac séreux est-elle exacte ? Dareste ne le pense pas et en donne les raisons suivantes :

« A l'état adulte, l'état phlegmasique qui détermine la production de ces formations nouvelles est toujours déterminé par une modification locale de la circulation. Au contraire les adhérences qui se produisent chez l'embryon, se produisent dans des organes qui ne reçoivent point de sang, comme l'amnios, ou du moins qui ne possèdent qu'un réseau très peu abondant de vaisseaux capillaires ». (Dareste.)

Il semble peu probable que ces brides soient des exsudats plastiques.

II. — Pour la plupart des auteurs les brides sont du tissu amniotique plus ou moins modifié. Le mécanisme est le suivant :

Le fœtus adhère à l'amnios qu'il étire par son poids et ses mouvements.

Quelles sont les causes qui peuvent amener l'adhérence du fœtus à l'amnios ?

A) Dareste admet une action purement mécanique : une partie fœtale se développant dans un amnios trop étroit finit par y adhérer; la malformation est due à l'*étroitesse du capuchon amniotique*. Pour Dareste, cette étroitesse du capuchon amniotique serait due à un *arrêt de développement de l'amnios*. Cette théorie est acceptée en France par Kirmisson, Debierre, Launois; en Allemagne par Ahlfeld.

B) La seconde théorie met sur le compte de *troubles trophiques fœtaux* l'adhérence du fœtus à l'amnios. Les doigts du fœtus sous diverses causes s'ulcèrent, entrent en contact avec l'amnios et en se cicatrisant y adhèrent, c'est une véritable greffe.

Quelles sont les causes qui peuvent amener l'ulcération de parties fœtales?

1° Une croyance populaire attribue à la violence des émotions, aux chocs moraux le pouvoir de produire des contractions violentes de l'utérus. Hippocrate et Cruveilher constatent qu'un trauma est susceptible de produire le même effet. Peut-on accorder à l'action *musculaire utérine* la possibilité d'amener l'accolement du fœtus à ses enveloppes?

Il ne peut y avoir de condition plus favorable que les cas où il n'existe que peu ou pas de liquide amniotique, la contraction agissant directement sur le fœtus. Or dans les cas où se rencontre cet oligo-amnios, on ne trouve jamais de malformations.

« Quand il y a oligo-amnios secondaire, c'est-à-dire quand le liquide amniotique s'écoule par une ouverture accidentelle de la poche, il arrive que les membranes cessant de croître et l'enfant grossissant toujours, ce dernier s'échappe par l'orifice et tombe dans l'utérus où il est maintenu par le segment inférieur et le col qui ne lui permettent pas de descendre davantage. Chose curieuse, alors que dans ces cas-là, le fœtus a dû subir les effets de la contraction utérine et des muscles abdominaux, effets moins continus mais plus violents que ceux de l'étroitesse de l'amnios, on ne trouve aucune malformation soit du tronc soit des membres de l'enfant. (Mezger.)

La pression musculaire est donc incapable de produire des ulcérations fœtales.

2° Longuet, en 1876, croit trouver l'explication de ces ulcérations dans des *altérations primitives du système nerveux.*

« A un moment de la vie intra-utérine, les doigts se sont ulcérés sous l'influence d'une de ces lésions nerveuses auxquelles on rattache les troubles trophiques. L'ulcération a porté sur l'extrémité des doigts parce que là les échanges nutritifs se font moins bien. Ils se sont cicatrisés par la suite avec greffe. » (Longuet).

Malheureusement, cette opinion n'est pas basée sur l'examen des centres nerveux mais sur la coexistence de la syndactylie avec d'autres lésions comme les pieds bots, dont l'origine nerveuse n'est pas habituellement admise.

3° Lannelongue met ces troubles tropiques sur le compte d'*altérations pathologiques du fœtus ou de ses annexes.* Ces altérations pathologiques seraient dues à une maladie générale qui, pour cet auteur, est toujours la syphilis. Elle peut agir directement en produisant des ulcérations des doigts ou indirectement par des lésions du système nerveux. « En effet, chez les fœtus issus de parents syphilitiques, les lésions de la moëlle ne sont pas rares et la syphilis héréditaire agit avant la naissance comme fait la syphilis acquise chez l'adulte. » (GASNE.)

Ce qui est vrai pour la syphilis l'est vraisemblablement pour d'autres maladies. mais ne se trouve pas signalé.

En résumé, la syndactylie traumatique est due à des brides, et quant à l'origine de ces brides il est deux théories vraisemblables : c'est la théorie mécanique de Dareste et la théorie des troubles trophiques par altérations pathologiques du fœtus.

SYNDACTYLIES
par arrêt de développement

Nous avons vu dans l'organogénie que les doigts, avant de s'individualiser, se trouvaient réunis les uns aux autres pendant un certain temps. Cette période, caractérisée par le fractionnement des organes, est la *période de formation* pendant laquelle, suivant l'expression imagée de Rabaud, l' « ontogénie est hésitante ».

Il est admis depuis Meckel, que les malformations qui reproduisent ou plutôt prolongent un état normal à un moment de la période embryonnaire, reconnaissent comme cause un *arrêt de développement.*

« Dire qu'il y a eu arrêt de développement d'un ou plusieurs doigts, d'une ou plusieurs phalanges, écrit M. Polaillon, c'est constater un fait, mais ce n'est pas en donner la raison. On n'avance pas beaucoup le problème en reconnaissant que, dans certains cas, les phalanges se fusionnent par leurs bords de manière à former un seul doigt, à la place de deux ou trois, et que, dans d'autres cas, elles se soudent par leurs extrémités, de manière à ne former qu'une phalange, alors qu'il devrait y en avoir deux. Ces constatations sont le fruit d'une observation, mais n'expliquent rien. Affirmer qu'il y a une atrophie n'avance pas davantage la question. Pourquoi cet arrêt de développement, cette coalescence des os, cette atrophie?... »

Quelles sont les causes capables de produire cet arrêt de développement?

Parmi les théories qui ont été proposées pour expliquer l'arrêt de développement, il en est qui ne peuvent convenir.

1° Une *théorie traumatique* est impossible, le trauma n'est presque jamais signalé dans nos syndactylies et, l'est-il, il ne se rapporte pas à l'époque où des malformations embryonnaires sont susceptibles de se produire.

2° Une théorie expliquant l'arrêt de développement par *une action du système nerveux central* ne saurait être admise, car « pour l'agent nerveux nous ne commençons à en avoir des effets certains que lorsque les nerfs sont développés, c'est-à-dire vers le milieu de la vie intra-utérine ». (Bishoff). Il en est de même et pour la même raison d'une théorie admettant l'arrêt de développement par *troubles vasculaires* sous la dépendance du système nerveux. (Serres).

3° Dareste pour les malformations par arrêt de développement, propose sa théorie mécanique. Il admet que ces malformations sont dues à un *arrêt de développement de l'amnios:* l'amnios *comprime* les parties fœtales. En premier lieu, on s'explique mal par cette théorie la bilatéralité et la symétrie des lésions, à moins d'admettre, ce qui nous paraît exagéré, que l'amnios se trouve frappé par l'arrêt de développement en des points symétriques. En second lieu, cette théorie ne fait que reculer le problème sans le résoudre, car elle reste muette sur les causes qui produisent l'arrêt de développement de l'amnios.

4° *L'atavisme* (théorie de Darwin) qui explique la syndactylie par le retour à un état ancestral ne fait que constater un fait sans en donner les causes et en la matière a trait à des ancêtres bien éloignés de nous; *l'hérédité*, qui est une des formes de l'atavisme joue par contre un rôle indéniable. Elle n'est point fatale et quand elle existe il n'est pas rare de la voir disparaître après quelques générations. Elle peut provenir soit du père, soit de la mère; nous ne l'avons pas vue provenir des deux générateurs, mais il est probable que si cela s'était trouvé, nous aurions pu noter des familles complètes de syndactyles, comme dans de semblables conditions il en a été noté de polydactyles.

Comment agit l'hérédité ? Question absolument obscure et sujette à de multiples hypothèses. Mathias Duval l'envisage ainsi : l'anomalie a pu chez l'individu qui a été lèsé le premier « modifier d'après la loi de corrélation des organes, le système nerveux de l'embryon avant qu'il ait parcouru les grandes lignes de son développement » et de ce fait devenir caractère qui se transmet, devenir le point de départ d'une véritable race.

Toutes les théories que nous venons de passer en revue sont insuffisantes pour expliquer les syndactylies par arrêt de développement.

Voici la théorie de Rabaud que nous adoptons pour la syndactylie par arrêt de développement. Les malformations sont produites par une cause générale quelle qu'elle soit à laquelle *les cellules sont susceptibles de réagir*, la malformation est une *altération de l'évolution normale de la cellule, un trouble de l'activité cellulaire.*

Nous savions déjà depuis Geoffroy-Saint-Hilaire que l'anomalie dérive de l'état normal et qu'elle ne crée pas de tissus nouveaux; l'action d'une cause générale sur les phénomènes intimes des cellules en segmentation se borne à produire des avortements, des suractivités cellulaires, des fusions, des divisions anormales.

Quelles sont les causes capables de troubler l'activité cellulaire ?

Elles sont multiples et sous la dépendance des variations de milieu dans lequel les cellules effectuent leur développement.

Dans la tératogénie expérimentale, la température, l'air confiné, les trépidations jouent le rôle de milieu défavorable elles produisent telle ou telle difformité *suivant les réactions particulières à chaque individu.* La perturbation organique se traduit différemment suivant les cellules ; elles réagissent dans un sens ou dans l'autre, il y a exagération ou arrêt de développement.

Les recherches de Strasburger sur l'influence de la chaleur et de la lumière, celles de Pfeffer sur le rôle des excitants chimiques prouvent que ces facteurs sont capables d'amener des réactions cellulaires. Il est aussi possible par la chaleur, les secousses, l'air confiné, l'électricité, ainsi que le pratique Dareste, les substances chimiques introduites dans l'œuf à l'exemple de Féré, de modifier l'activité d'un groupe cellulaire.

Ces résultats, acquis pour la tératologie expérimentale, ne sont-ils pas applicables au fœtus humain?

De même que l'embryon de poule intoxiqué par l'alcool réagit en donnant un monstre, le fœtus humain intoxiqué par le même poison est susceptible de voir troubler son activité cellulaire: les altérations de développement chez les dégénérés alcooliques sont fréquentes et tout le monde admet que la cause en est l'intoxication.

Ce qui est vrai pour l'alcool, l'est pour le plomb, le sucre et tous les autres poisons, il l'est aussi pour toutes les toxines microbiennes en général. Nous voyons en particulier la syphilis coutumière de nombreuses malformations par arrêt de développement : bec de lièvre, spina-bifida, division de la voûte palatine, etc..., il se peut qu'elle ait un rôle dans la genèse de ces formes de syndactylie, et c'est par là que se manifeste *l'influence des générateurs.*

En mettant le trouble cellulaire cause de la malformation sur le compte d'altérations du milieu, nous pouvons expliquer dans les syndactylies par arrêt de développement :

1° *La localisation fréquente à certains doigts ;* elle dépend du moment où se produit la cause, en agissant sur des doigts à des phases plus ou moins avancées de leur développement.

2° *La bilatéralité, la symétrie des lésions ;* il est rationnel de voir réagir semblablement des cellules de même âge placées dans des conditions identiques de réaction.

3° *La coexistence de la syndactylie avec d'autres malformations ;* des cellules pouvant sous un même excitant, donner des réactions différentes.

SYNDACTYLIES
Associées

L'étude des malformations que nous avons trouvées associées à nos syndactylies n'est pas en dehors de notre sujet. En plus des nombreux liens pathogéniques qui rapprochent l'union des doigts de toutes les autres malformations, il est une autre considération qui nous a fait ajouter ce chapitre à celui de nos syndactylies.

On a depuis quelques années beaucoup trop précisé, et à tort, le sens des termes ectrodactylie et brachydactylie ; on leur a fait désigner exclusivement les lésions par arrêt ou excès de développement, en leur opposant les lésions traumatiques sous le nom d'amputation complète ou incomplète des doigts.

Les caractères de ces deux groupes qu'on avait cru nettement tranchés ne le sont pas en réalité. Il existe de nombreux cas dont la pathogénie est douteuse et qui ne sauraient rentrer dans l'une plutôt que dans l'autre de ces deux familles. Notre but se trouvera atteint si nous pouvons arriver à rendre aux anciens mots leur signification générale primitive.

ECTRO-SYNDACTYLIE

L'ectrodactylie est l'absence de un ou plusieurs doigts. (Fort). Cette définition est aussi bien applicable à la *malformation congénitale* qu'à *l'amputation des doigts.* Y a-t-il lieu de préciser et de faire deux types absolument séparés de la mutilation et de la malformation ?

Debout, Duplay, Goubaux donnent comme signe pathognomonique pour la mutilation la *présence de cicatrice,* pour la malformation la présence *d'appendices digitiformes* — Druillet constate que l'amputation se fait dans la continuité du membre, mais il reconnait lui-même qu'il est des cas douteux qui ne sauraient être classés dans l'une plutôt que dans l'autre de ces variétés. Simpson accorde à l'embryon mutilé très jeune la faculté qu'ont les animaux inférieurs de restaurer partiellement les parties amputées : cela est fort plausible, mais enlève toute valeur à la présence d'appendices digitiformes pour le diagnostic de la malformation. Il est, par contre, des amputations où l'on ne rencontre pas trace de cicatrice, dans ce cas il est encore impossible de distinguer la mutilation de la malformation.

Nous sommes d'avis de ne pas préciser le sens du mot ectrodactylie qui désigne l'absence numérique de doigt en général et nous admettons une classification analogue à la classification pathogénique de nos syndactylies, ce qui nous donne :

1° L'*Ectrodactylie par arrêt de formation embryonnaire* due à une cause générale quelconque ayant agi sur un embryon en période de formation.

2° L'*Ectrodactylie par altération dans le cours du développement fœtal, ectrodactylie traumatique* due à une cause ayant agi sur un fœtus en période de développement.

Entre ces deux groupes, trouvent place les ectrodactylies atypiques, dont la signification nous échappe actuellement ; nous ne connaissons pas d'étude de la question faite en ce sens.

Nous ne nous occuperons pas de *l'ectrodactylie traumatique* (amputation congénitale des doigts). Cette étude a été faite assez complètement par d'autres auteurs pour nous dispenser d'y revenir.

L'ectrodactylie par arrêt de formation embryonnaire peut être *absolue* ou *relative.* Elle est absolue quand on ne retrouve pas le squelette osseux du doigt absent, elle est relative quand ce squelette est présent.

Voici deux exemples d'ectrodactylie relative tirés du traité d'Annandale (fig. 23 et 24).

1° La main droite ne semble avoir que quatre doigts, mais il y a cinq articulations métacarpo-phalangiennes et cinq premières phalanges. La première phalange du médius est unie à celle de l'annulaire, et ces deux doigts n'ont qu'une seconde et troisième phalanges surmontées d'un seul ongle. Les deuxième, troisième et quatrième doigts sont en syndactylie à la main gauche.

2° A première vue, en plus du pouce, il n'y a que trois doigts, mais par un examen plus approfondi on constate que la première phalange de l'annulaire s'étend obliquement entre le médius et l'auriculaire et que deux phalanges de l'annulaire sont unies aux phalanges semblables de l'auriculaire.

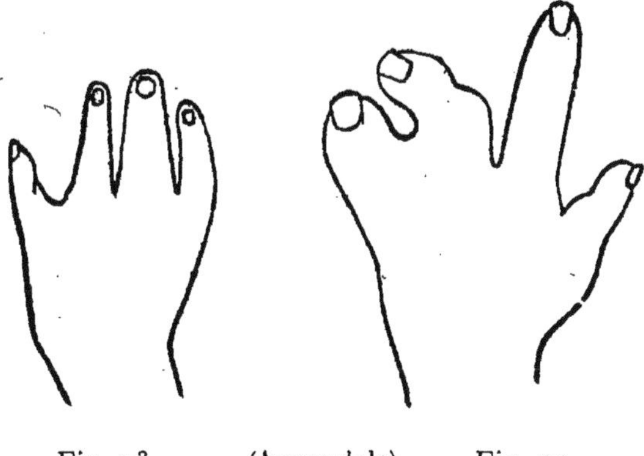

Fig. 23 (Annandale) Fig. 24.

Ces cas d'ectrodractylie relative sont des plus intéressants : nous allons pouvoir nous en rendre compte.

Nous avons vu que l'une de nos variétés de syndactylie complète avait été divisée par nous en plusieurs degrés, suivant le rapprochement plus ou moins grand des ongles ; nous avons vu que la fusion complète des ongles était possible, comme nous le peut faire souvenir la brève observation suivante de Peyronny.

Un enfant présentait une syndactylie bilatérale des mains du médius et de l'annulaire : il n'existait qu'un seul ongle, mal formé d'ailleurs ; cette malformation était très accusée, les deux doigts se trouvaient absolument solidaires l'un de l'autre.

Qu'est-ce qui va nous permettre de distinguer la syndactylie de l'ectrodactylie relative ?

La présence d'un seul ou de deux ongles n'a aucune valeur et il n'existe pas de signe capable de distinguer une syndactylie complète par arrêt de développement d'une ectrodactylie relative; *ce n'est qu'une seule et même chose décrite sous des noms différents.*

L'individualisation du squelette osseux est-elle un signe suffisant pour établir les deux classes d'ectrodactylies relative et absolue? Non, car à côté d'une individualisation nette, cas dans lesquels l'absence du doigt n'est que fictive, comme nous venons de le voir, nous allons assister par des exemples appropriés à l'incorporation, à l'absorption progressive de deux colonnes osseuses. Nous pouvons voir tous les types suivants :

1° *Les phalanges se sont soudées l'une à l'autre et donnent une phalange de volume double.*

En voici un exemple :

SAINT-ANGE, IN GEOFFROY SAINT-HILAIRE. — Adulte chez lequel une main n'avait que deux doigts, l'un était normal, l'autre, en grande partie double, présentait d'abord des métacarpiens distincts, *puis une phalange très élargie et résultant évidemment de la soudure des deux os,* enfin deux phalanges, dont l'une était très petite et dont l'autre représentait par son volume comme par sa forme une phalange unguéale.

2° *Il existe des phalanges de volume double et certaines phalanges paraissent absentes.*

C'est ce qui se rencontre dans un cas d'Annandale :

Cette main ne possédait qu'un pouce et qu'un petit doigt. Le pouce était double, *il avait deux métacarpiens, deux premières phalanges fusionnées et une seule deuxième phalange.* Les métacarpiens de l'index et du médius étaient absents. Le métacarpien de l'annulaire existait et l'on pouvait palper sa tête libre. (ANNANDALE.)

3° *Toutes les phalanges sont absentes :*

Il n'existe qu'un seul squelette osseux. C'est le cas type d'une ectrodactylie absolue.

Que sont donc devenues ces phalanges ?

Une observation de Legendre est capitale à cet égard ; elle nous fait retrouver les phalanges absentes par des particularités anatomiques.

A la dissection on note l'absence totale du cinquième métatarsien. Les extenseurs et fléchisseurs du pied n'ont que trois tendons. L'abducteur du petit orteil a ses insertions postérieures normales mais va s'insérer, en avant, au côté externe du quatrième métatarsien. Le court fléchisseur du cinquième orteil va s'insérer à la base, du côté externe, de la première phalange du quatrième orteil. Il existe trois interrosseux et le plus externe est couché sur la face inférieure du quatrième métatarsien. *La persistance des muscles du cinquième doigt prouvait l'existence du squelette osseux.* En grattant le quatrième métatarsien et en l'examinant on lui trouve une épaisseur anormale. Cet os offre de la partie postérieure jusqu'à la partie moyenne de la face inférieure une crête linéaire qui semble le diviser en deux parties inégales : l'une interne ayant la parfaite conformation de l'os ; *l'autre externe qui semble être le résultat de l'union d'un cinquième métatarsien dont la partie antérieure manquait entièrement.* Il existait un arrêt de développement très marqué des deux annulaires et de l'autre cinquième orteil.

En résumé, nous avons vu disparaître progressivement les phalanges des doigts et ces doigts absents se retrouvent dans les doigts qui restent. L'ectrodactylie relative est l'ectrodactylie absolue ne sont encore qu'une seule et même chose.

Est-ce vraiment extraordinaire et n'en pouvons-nous pas donner d'explication pathogénique ? Nous avons vu dans l'organogénie que le bourrelet digital se scindait, se divisait en plusieurs bourgeons, ébauches futures des doigts ; qu'une cause quelconque survienne capable de produire un trouble de la formation à un moment où la scission entre deux bourgeons ne s'est pas encore effectuée ; au lieu de deux, nous n'aurons, par exemple, qu'un seul bourgeon. Ce bourgeon qui va continuer à se développer ne nous donnera qu'une seule gaine cutanée, mais il contiendra les matériaux de construction de deux doigts osseux.

Cette édification se fera en deux squelettes plus ou moins individualisés suivant que les cellules embryonnaires, ancêtres des cellules cartilagineuses et des cellules osseuses, auront ou n'auront pas déjà subi de division au moment où se produit l'arrêt de développement.

En nous souvenant aussi de ce que nous avons dit des

syndactylies par arrêt de formation embryonnaire et de leur identité avec l'ectrodactylie relative, nous arrivons à cette conclusion qu'une cause capable de produire un arrêt de déve-

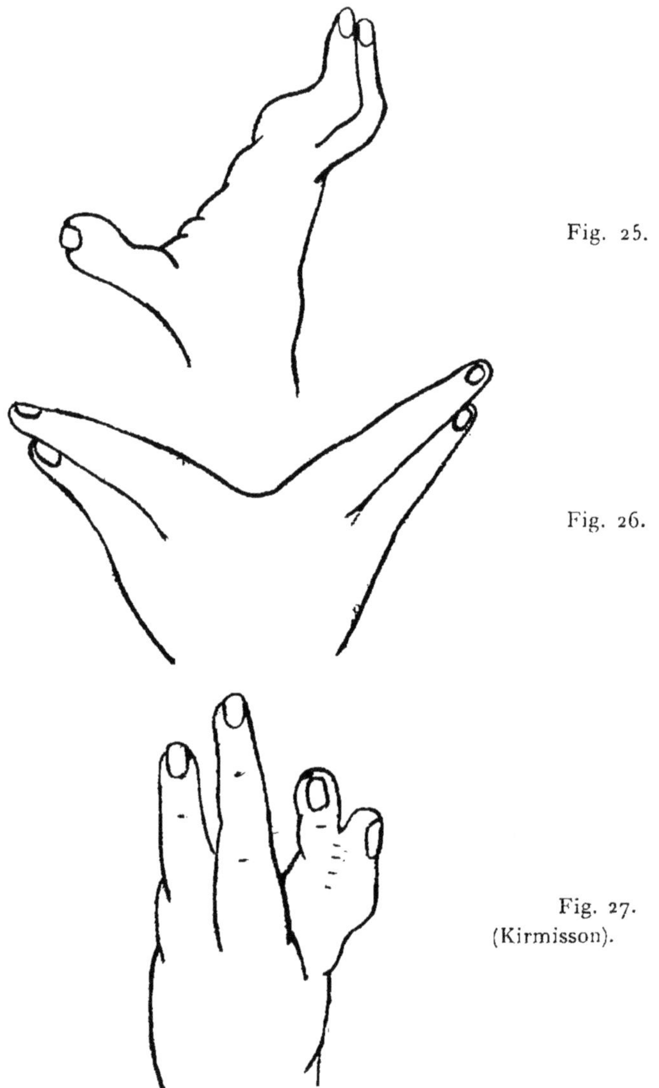

Fig. 25.

Fig. 26.

Fig. 27.
(Kirmisson).

loppement agit différemment suivant l'âge embryonnaire des doigts qu'elle atteint :

L'ectrodactylie absolue, *l'ectrodactylie relative*, *la syndac-*

tylie complète par arrêt de développement, les doigts palmés ne sont que des effets différents d'une même cause : l'arrêt de développement, mais agissant à des phases plus ou moins avancées de la formation des doigts.

Nous faut-il encore d'autres preuves ? Il existe encore des analogies frappantes entre ces diverses malformations.

L'hérédité dans l'ectrodactylie comme dans la syndactylie par arrêt de formation est possible ; la bilatéralité des lésions est fréquente, enfin de même que nous avons vu certains doigts se grouper en syndactylie, nous retrouvons dans l'ectrodactylie ces mêmes doigts plus fréquemment absents que les autres. D'après Druillet, ce sont l'index, l'annulaire, puis le médius qui manquent le plus souvent.

Les dispositions cliniques les plus fréquentes d'ectro-syndactylie que nous ayons rencontrées peuvent se résumer ainsi :

A. *Les doigts en syndactylie appartiennent au bord cubital et peuvent s'opposer au pouce* (fig. 25), les doigts absents sont des doigts intermédiaires, c'est la main la plus utilisable comme nous le voyons dans l'exemple de Lagorski.

B. *Les doigts en syndactylie appartiennent au bord radial, c'est-à-dire comprennent le pouce* (fig. 26), elle peut être en outre accompagnée de syndactylie des doigts du bord cubital s'il en existe encore ; les doigts absents sont toujours des doigts intermédiaires. C'est ce que nous voyons dans l'exemple de Verrier (cas semblables de Bousquet, Jayle et Jarvis).

La main est beaucoup moins utilisable parce que le doigt réuni au pouce limite les mouvements d'opposition.

3° *Les doigts en syndactylie sont des doigts du bord radial ou du bord cubital mais le pouce est absent*, c'est la main la moins utilisable parce que les mouvements d'opposition des doigts sont impossibles. Cette disposition se trouve dans un exemple donné par Kirmisson (fig. 27).

BRACHY-SYNDACTYLIE

La brachydactylie encore appelée microdactylie est caractérisée par la diminution de longueur des doigts.

Certains auteurs, et en particulier Derode, ne comprennent sous le nom de brachydactylie que les doigts frappés d'arrêt de développement, les doigts courts, se refusant à décrire sous le même terme les doigts écourtés, les doigts mutilés par une amputation.

Par analogie avec les syndactylies et les ectrodactylies, les brachydactylies peuvent se classer en :

1° *Brachydactylie par arrêt de formation embryonnaire.*

2° *Brachydactylie traumatique, par altération dans le cours du développement fœtal.*

Cette distinction entre les deux variétés est en outre des plus faciles car dans la brachydactylie traumatique *l'ongle fait défaut*, dans la brachydactylie par arrêt de développement *l'ongle existe ;* il n'existe pas comme pour l'ectrodactylie de cas dont l'interprétation est délicate.

Nous ne nous occuperons ici que de la brachydactylie par arrêt de développement.

La diminution de longueur des doigts répond à des états particuliers du squelette. Dans les syndactylies associées à la brachydactylie nous avons noté :

1° *L'absence complète d'un des segments osseux (phalange, phalangine ou phalangette).*

Nous avons trouvé un cas où c'est la première phalange qui fait défaut (Gentès et Aubarret). Habituellement c'est la deuxième phalange qui est absente ; nous en avons rencontré trois cas, un de Lanz, un de Lehmann Nitsche. Nous reproduisons le dessin et l'observation du troisième cas que nous devons à M. le Dr Broca (fig. 28).

Les trois doigts médians sont de la longueur du petit doigt; ils sont pourvus chacun d'un ongle normal. Ils sont, en outre, réunis entre eux par une membrane incomplète et lâche jusqu'au niveau de la tête de la première phalange; sur le pouce la deuxième phalange existe; sur le cinquième doigt elle existe aussi, mais très atrophiée. Les phalangettes de tous les doigts sont plus petites qu'à l'état normal.

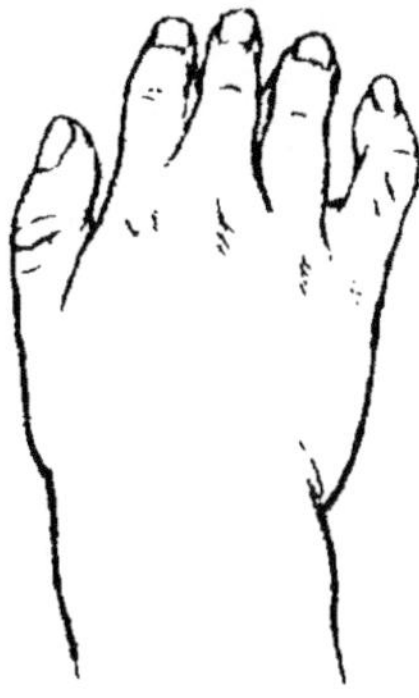
Fig. 28.
(Dessin de Mlle Amyot).

La syndactylie qui accompagne ces formes est généralement une syndactylie incomplète commissurale lâche (doigts palmés).

2° *La fusion bout à bout de deux ou plusieurs segments du doigt, par disparition de l'articulation.*

Cette disposition existe dans l'exemple suivant :

Gubler fait hommage à la Société, au nom de Rayer, du moule en plâtre de la main gauche d'un jeune homme de vingt ans, qui présente une conformation vicieuse caractérisée par la brièveté excessive des deux dernières phalanges unguéales, par la présence d'une sorte de membrane interdigitale très prononcée, entre l'indicateur et le médius, où elle atteint le niveau de l'articulation de la première phalange avec la deuxième, et enfin par la fausse ankylose des articulations interphalangiennes. La phalange unguéale du pouce est renflée au point de donner à ce doigt la forme d'une massue. La main droite présentait des vices de conformation semblables.

En général c'est le métacarpien qui se soude au bout de la première phalange. Il s'agit encore de doigts palmés.

3° *Le raccourcissement général et proportionnel de toute la colonne osseuse : tous les segments sont représentés mais atrophiés.*

Morand en cite un cas : c'est une main en miniature s'accompagnant de syndactylie incomplète commissurale lâche entre le quatrième et cinquième, et entre le pouce et l'index.

4° *Le raccourcissement est localisé à un des grains du chapelet osseux, et chose assez curieuse, l'os sous ou sus-jacent prend un développement exagéré pour combler le vide.*

Lund donne la description et la radiographie d'un cas qu'il a observé : il s'agit de syndactylie complète par arrêt de développement. Dans ce cas il est en outre noté un des aspects fréquents de la main brachydactyle quand la syndactylie porte sur tous les doigts de la main : *c'est leur égalité de longueur*, l'extrémité des doigts réunis décrit une ligne droite, *c'est la main en palette, en battoir ;* cette disposition se trouverait dans une observation du Dr Broca où il s'agissait de syndactylie complète par arrêt de développement :

« Les cinq doigts étaient soudés ensemble et d'égale longueur, formant une main aplatie en forme de palette. Le nombre des phalanges est normal. »

Nous avons rencontré encore la brachy-syndactylie avec une atrophie générale de la main et la clinodactylie dans un cas rapporté par Fano ; elle se trouvait associée à une atrophie congénitale du bras droit dans un cas de Ehmke. Nous l'avons rencontrée trois fois associée à l'ectrodactylie.

POLY-SYNDACTYLIE

Le polydactylie est l'augmentation numérique des doigts; c'est la malformation qui s'est trouvée après l'ectrodactylie le plus fréquemment associée à la syndactylie. Nous en avons trouvé 45 cas.

Doit-on s'étonner de voir des malformations par arrêt et par excès de développement exister sur des mêmes individus ?

Notre théorie pathogénique de l'activité cellulaire donne la raison de ces associations : des cellules sont susceptibles sous un même excitant, de réagir différemment et même inversement ; sur l'une la réaction cellulaire se traduit par un arrêt, sur l'autre par un excès de développement.

On peut classer les observations dans les groupes suivants :

1° Les doigts supplémentaires ne font pas partie des doigts réunis.

Il n'existe donc pas de rapport autre que celui de la même origine entre les doigts en continuité et les doigts supplémentaires. Les doigts réunis rentrent dans les différents groupes de syndactylies que nous avons décrits et nous ne nous en occuperons pas.

II° Les doigts supplémentaires font partie des doigts réunis.

A. *Le doigt doublé est réuni à celui qui le double.* — La polydactylie porte généralement sur le gros orteil et la syndactylie est une syndactylie complète par arrêt de développement. Quelquefois tout le squelette est doublé, comme dans ce cas d'Annandale (fig. 29) :

Sur le pied gauche on constate un gros orteil supplémentaire avec son métatarsien. Celui-ci est réuni au pouce sur toute sa longueur. Les deux doigts sont déviés en dedans et forment un angle avec le reste du pied.

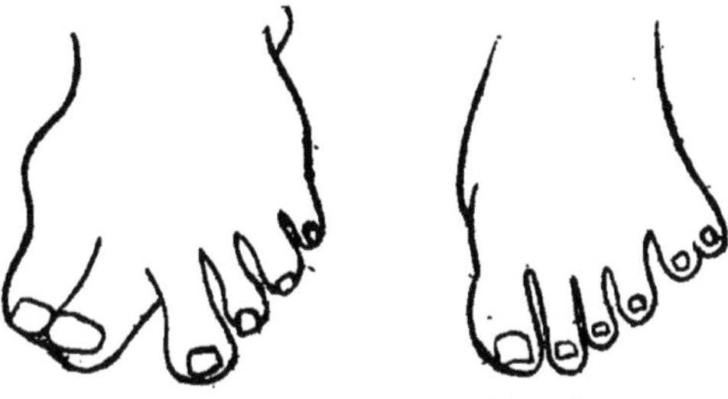

Fig. 29 (Annandale) Fig. 30.

Habituellement il n'existe qu'un seul métacarpien supportant deux colonnes osseuses (cas de Bouteiller, Rollet, Mirabel).

La polydactylie affecte moins fréquemment les autres doigts ; Annandale cite deux cas de doublement du cinquième doigt. Houzel, Boissard relatent chacun un cas de poly-syndactylie où le doigt doublé est un index.

Dans le traité d'Annandale nous avons trouvé un cas très intéressant dont voici l'observation :

Un pied du malade a huit métatarsiens et huit orteils, il a l'aspect d'un pied auquel un autre pied s'est surajouté à sa partie interne. En commençant en dedans on voyait un gros orteil et deux autres orteils en syndactylie, puis un gros orteil, et à sa partie externe quatre orteils ordinaires normaux. Rien à l'autre pied.

B. *Le doigt doublé est intermédiaire à deux ou plusieurs*

doigts en syndactylie. Il peut n'être que rudimentaire sous forme d'un petit bourgeon portant ou ne portant pas d'ongle, il est en général dû à une troisième phalange bifide. Billot en cite deux cas. D'autres fois le doigt est mieux développé et intercalé à deux doigts en syndactylie (cas de Grandclément de Park). Dans les observations du docteur Broca, nous en avons trouvé un exemple :

A la main gauche, à l'union de la première et de la deuxième phalange, il existe un doigt surnuméraire sur le bord cubital du petit doigt. Au pied droit le petit orteil est double et fusionné au doigt qui le double; il existe deux ongles distincts. Au pied gauche il y a syndactylie entre le quatrième et cinquième doigts; ce doigt paraît aussi double, mais les parties osseuses sont fusionnées.

C. *Des doigts supplémentaires multiples sont perdus, noyés au milieu des doigts en syndactylie.*

En voici un curieux exemple de Parham :

Les cinq doigts de chaque main étaient unis par une épaisse membrane de peau, très large au métacarpe et très étroite au bout des doigts; les sommets des doigts adjacents se touchaient et étaient maintenus en flexion (main en griffe). Les ongles sont plus nombreux que les doigts; il existe un ongle surnuméraire situé entre chaque espace interdigital.

Le pied aussi présente un aspect curieux ; le pied droit montre la présence de sept et le gauche de huit orteils, mais il n'y a pas de séparation marquée entre les orteils ; il n'y a que des rainures superficielles là où les espaces interdigitaux auraient dû exister. La ligne des ongles est continue du premier au cinquième orteil, ces ongles sont plus épais dans l'espace interdigital et le pied est très large au niveau des orteils (pied en spatule).

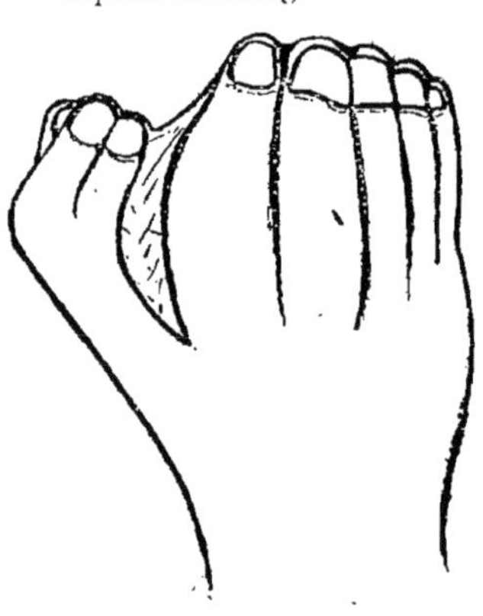

Fig. 31.

Nous avons rencontré associé à la poly-syndactylie une autre malformation, c'est la **mégalodactylie** ou *augmentation de longueur des doigts.*

C'est une malformation très rare, nous n'en avons rencontré que trois cas associés à la syndactylie.

Voici un cas traduit de Rasch (fig. 31) :

K... (Antoine), vingt-deux ans, présente aux mains les malformatisns suivantes : tous les doigts des deux mains sont réunis jusqu'aux extrémités des phalanges unguéales. L'union entre le pouce et l'index des deux mains est lâche, membraneuse ; entre les autres doigts elle est intime et serrée, indiquée par des sillons cutanés superficiels. On sent sous la peau les phalanges, mais on ne peut les déplacer. Les ongles sont accolés mais séparés par un sillon. Le pouce de chaque côté a deux métacarpiens, deux phalangines et trois phalangettes par suite de la bifidité de l'une, les trois ongles sont accolés. Sur le bord cubital il existe un petit doigt supplémentaire avec deux phalanges et un ongle propre ; il y a donc l'ébauche de huit doigts à chaque main,

Au pied, un cinquième orteil supplémentaire est en syndactylie avec cinquième orteil.

Il existe un autre cas cité par Fort où l'augmentation de longueur est due à l'augmentation de longueur du métacarpe.

Du Courai raconte qu'une femme mit au monde un enfant ayant huit doigts à la main droite. Les deux indicateurs étaient soudés aussi bien que les deux auriculaires. Il y avait sept doigts à la main gauche ; ils étaient tous séparés, excepté les deux annulaires qui étaient réunis. Le métacarpe était d'un tiers plus long que normalement, de même que le métatarse. De plus, à chaque pied on trouvait sept orteils, dont les deux premiers étaient réunis et les cinq autres séparés.

MACRO-SYNDACTYLIE

La macrodactylie est l'augmentation de volume des doigts.

C'est une malformation rare mais assez fréquemment associée à la syndactylie. Habs, sur 48 cas de macrodactylie, a relevé 10 cas de cette malformation associée à la syndactylie.

Il existe deux principales variétés :

Dans la première, tous les plans et tissus participent à l'accroissement anormal du membre.

Dans la seconde, le plan osseux ne participe pas à cet accroissement, cette forme correspond à la fausse hypertrophie congénitale de Richardière. Elle semble généralement avoir pour cause un sillon qui, par trouble de la circulation, amène des lésions d'œdème chronique. Nous avons vu des exemples de doigts hypertrophiés dans nos syndactylies terminales et entre autres un exemple de Lempp. C'est la forme traumatique de la malformation. Habs, qui a étudié cette question, divise les macrodactylies de la première variété suivant qu'elle *est accompagnée ou non de lipomatose*, il en donne deux exemples (fig. 32 et 33) dont nous reproduisons les dessins suffisamment explicites.

Dans beaucoup de ces cas, la *dilatation variqueuse des veines* est notée. (Wagner de Lamberg, Quillon) et presque toujours c'est le deuxième ou le troisième doigt qui se trouve hypertophié.

Voici les conclusions de Habs :

« Nous ne savons pas comment se forment ces malformations, tous les cas observés jusqu'à présent étaient congénitaux. L'hérédité ne semble jouer aucun rôle.

« Pour expliquer cette croissance anormale, on a incriminé le système nerveux, le système vasculaire ou l'on admet une disposition embryonnaire vicieuse (Paul Wagner). Il n'existe actuellement aucune présomption qui puisse faire pencher la balance vers l'une ou l'autre explication et toutes les théories se peuvent défendre, la théorie artérielle est très en faveur mais il ne semble pas impossible que cette malformation soit due à un trouble de la période de formation. »

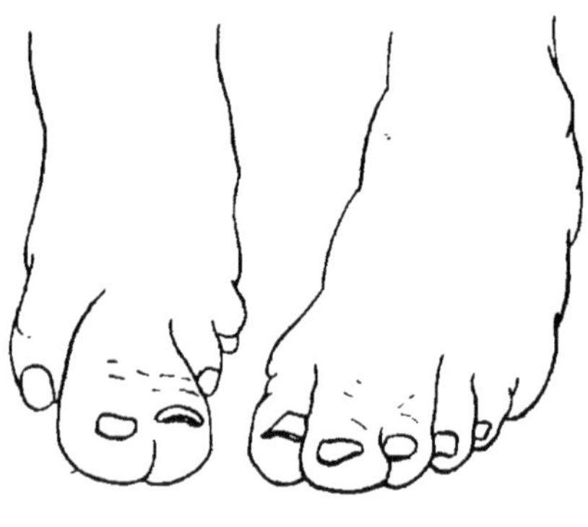

Fig. 32. Fig. 33.

En admettant cette dernière manière de voir nous aurions pour la macrodactylie une classification pathogénique analogue à celle des autres malformations ; il y aurait :

1° Une macrodactylie traumatique ;
2° Une macrodactylie par excès de développement.

La syndactylie se rencontre encore mais rarement associée à de multiples malformations.

Annandale, Didot, Verneuil, Roucayrol, citent chacun un cas où la polydactylie, l'ectrodactylie, la syndactylie se rencontraient réunies ; Launois, dans son étude sur l'absence congénitale du tibia, a relevé trois cas de cette malformation associée à la syndactylie.

TRAITEMENT

En lisant les articles qu'a publiés Verneuil, en parcourant le tableau qu'a tracé Polaillon des divers modes de traitement de la syndactylie, on est étonné du grand nombre de procédés opératoires qui ont été décrits.

« Cette pléiade de procédés, institués pour la cure de cette difformité ne tient pas tant à la difficulté de l'opération, comme cela se voit pour beaucoup de maladies, qu'au grand nombre de variétés que l'on rencontre » (Fort).

Indications Opératoires. — *Existe-t-il de contre-indication absolue ?*

Il n'en existe pas. Si l'utilité d'une opération (sauf au point de vue esthétique) est contestable sur une syndactylie ne siégeant que sur un médius et un annulaire, il n'en n'est pas moins vrai qu'elle est indispensable sur une syndactylie totale de la main, car elle aura pour but de rendre possibles les mouvements d'opposition et rien que par cet objet elle est justifiée.

La fusion osseuse est-elle une contre-indication, comme le dit Verneuil ? Non, car la suppuration osseuse et ses conséquences : l'arthrite et l'ankylose du doigt, tant redoutées et à juste titre par ce chirurgien, ne doivent plus se produire depuis les procédés aseptiques chirurgicaux.

A quel âge doit-on opérer? Doit-on le faire dès que la vie de l'enfant est assurée, comme le demande Houzel? Doit-on préférer le cours de la première année comme l'ont pratiqué Chassaignac, Maisonneuve, Félizet (2 fois avant le 2e mois, — 2 fois avant le 8e mois, — 1 fois seulement dans le cours de la

2e année). Doit-on au contraire attendre l'adolescence comme le conseillait Chelius ?

Si pour le doigt palmé (S. incomplète commissurale lâche) cela n'a pas d'importance, dans les autres formes on n'a qu'intérêt à attendre au minimum le cours de la troisième ou quatrième année. C'est l'opinion de Delore, de Verneuil, c'est celle du professeur Kirmisson. En voici les raisons :

1° *La syndactylie n'a pas encore eu d'action retardatrice sur le développement des doigts ;* c'est la crainte de cette éventualité qui précipite le bras de certains chirurgiens.

2° *Les difficultés opératoires sont bien moindres.*

3° *Les chances d'hémorragie, danger sérieux chez le tout jeune enfant ont considérablement diminué.*

Pronostic opératoire. — Le pronostic opératoire dépend de trois facteurs principaux :

1° *de la variété de syndactylie que l'on a à opérer :* une syndactylie traumatique est plus grave en général qu'une syndactylie par arrêt de développement ;

2° *des déformations qui peuvent exister* (flexion permalente, chevauchement, torsion, déformations secondaires dues à l'accroissement des doigts dans des conditions particulières, etc.).

3° *du procédé opératoire adopté :* car il existe presque un procédé de choix pour chaque cas particulier.

Procédés Opératoires

Les procédés opératoires proposés pour la cure de la syndactylie peuvent être divisés en deux grands groupes : 1° *l'incision ;* — 2° *les procédés dactyloplastiques.*

Nous ne ferons qu'indiquer les principes des techniques opératoires ; pour le détail nous ne pouvons que renvoyer aux auteurs mêmes des procédés.

I. — Incision

C'est le procédé le plus ancien, il est indiqué par Celse; A. Paré le conseille « *mais s'il n'y a que le cuir et bien peu de chair qui tiennent les doigts liés* ». Il est douteux qu'ils l'aient employé car ils ne mentionnent pas la récidive, complication presque fatale à leur époque.

1° Incision simple. — A été faite par tous les moyens et avec toutes les variantes possibles. Celse, F. d'Aquapendente, A. Paré, de Marque, Heister pratiquent l'incision unique, Amussat la fait en plusieurs temps ; Boyer, Delpech, tranchent puis excisent la membrane. Severino emploie le cautère; Maisonneuve, Giraldès avec de petits entérôtomes pratiquent l'écrasement linéaire ; Krimer, Delore sectionnent au moyen de fils métalliques.

Tous ces procédés sont suivis de traitements post-opératoires compliqués qui donnent naissance aux appareils de Heurnius, de Marque, F. de Hilden et la multiplicité de ces procédés est égale à celle de leurs insuccès : la récidive sinon fatale est très fréquente.

Les Allemands avec Seerig, Rudtorffer et Beck comprennent les premiers que le péril est à la commissure et décrivent des procédés basés sur le principe suivant ;

2° Cicatrisation préalable de la commissure puis incision. — Rudtorffer perce la membrane et laisse en place un fil métallique. Beck introduit dans l'orifice une lamelle de plomb ; Chelius opère la division de la membrane par un fil de même métal, mais en commençant la séparation au niveau de la commissure. Cloquet emploie des clous de plomb dont il augmente progressivement le volume. L'Anglais Backer, récemment, invente des petites bagues métalliques spéciales qu'il introduit dans des orifices qu'il perce à la base des membranes.

Tous ces procédés sont suivis d'un second temps : c'est l'incision que l'on peut faite par les multiples moyens passés en revue au précédent paragraphe.

Ces subterfuges ajoutés au procédé de l'incision sont inutiles. La cicatrisation du pertuis membraneux est très difficile à obtenir à cause du corps étranger qui ne cesse de l'irriter ; en outre, et cela est plus grave, elle n'empêche pas la récidive, les bourgeons charnus se soudent par dessus la zone cicatrisée, trop petite. Les procédés de Dupuytren, Morel-Lavallée, Delore qui opèrent la compression de la commissure ne valent pas mieux.

3°. **Incision avec excision et suture des bords de la plaie.** — Ce procédé consiste à inciser et ébarber la membrane interdigitale en suivant le pourtour des doigts, on suture ensuite.

Ce procédé connu sous le nom de procédé de Velpeau ou de Follin (suivant le nombre et la place des points de suture — question sans importance) est le procédé de choix pour les membranes très lâches de nos syndactylies incomplètes commissurales.

Il a donné d'excellents résultats entre les mains de Vidal de Cassis, Hugier, Morel-Lavallée et Philippe Boyer. De tous les procédés que nous avons passés en revue précédemment il est le seul qui doive rester, mais son application est très restreinte et limitée exclusivement aux membranes très lâches — pour tous les autres cas, il est indispensable de recourir aux procédés autoplastiques.

II. — Procédés Dactyloplastiques

Les différents procédés d'autoplastie des doigts peuvent être classés suivant les diverses méthodes d'autoplastie dont ils empruntent les procédés.

Ils se rattachent :

1° *Soit à l'autoplastie par glissement* (méthodes française et indienne) ;

2° *Soit à l'autoplastie italienne ;*

3° *Soit à l'autoplastie par désossement.*

1° DACTYLOPLASTIE PAR GLISSEMENT. — (Méthodes française et indienne). Les méthodes française et indienne ne diffèrent point par leur principe qui est le glissement des lambeaux pour les amener à recouvrir une surface voisine, mais par leur degré : la méthode indienne est la méthode française poussée à l'extrême.

Boyer, Velpeau, Vidal, Malgaigne ont employé cette méthode; « car, après avoir détruit les adhérences dans toute leur étendue, ils dissèquent légèrement la peau à droite et à gauche, ou d'un côté seulement, de façon à pouvoir réunir par première intention ».

Dieffenbach décolle les lèvres de la plaie et pratique, en outre, des incisions libératrices.

Les divers procédés de dactyloplastie par glissement peuvent être classés en trois groupes.

1° Procédés commissuraux. — *Ces procédés sont ceux qui s'occupent exclusivement du revêtement de la commissure « qui est l'acte fondamental de l'opération de la syndactylie » (Félizet).*

Le premier en date est *le procédé de Zeller* (1810) (fig. 34) qui se fait ainsi :

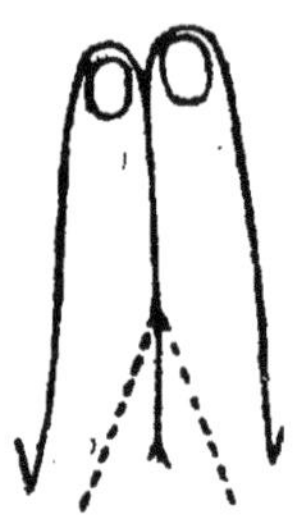

Fig. 34.

1° Formation d'un lambeau triangulaire à base métacarpienne à sommet phalangien;

2° Séparation des doigts;

3° Rabattement du lambeau sur la commissure et fixation à la face palmaire par un point de suture.

L'inconvénient du procédé de Zeller provient de la forme effilée du lambeau dont la pointe peut se sphacéler (cas de Delore); *Morel-Lavallée* le modifie ainsi, il forme deux lambeaux, l'un palmaire, l'autre dorsal, semblables aux lambeaux de Zeller, mais il les tronque et les suture l'un à l'autre au niveau de la commissure.

En 1892, *Félizet* publie son procédé dont voici les trois principaux temps :

1° Constitution et suture des lambeaux. — Face palmaire; lambeau quadrangulaire à pédicule inférieur, face dorsale, lambeau identique mais à pédicule supérieur (fig. 35).

2° Division partielle des doigts et suture des lambeaux.

Les deux doigts étant divisés au niveau de leurs surfaces cruentées, le bord flottant du lambeau palmaire passe à la face dorsale, le bord flottant du lambeau dorsal passe à la face pal-

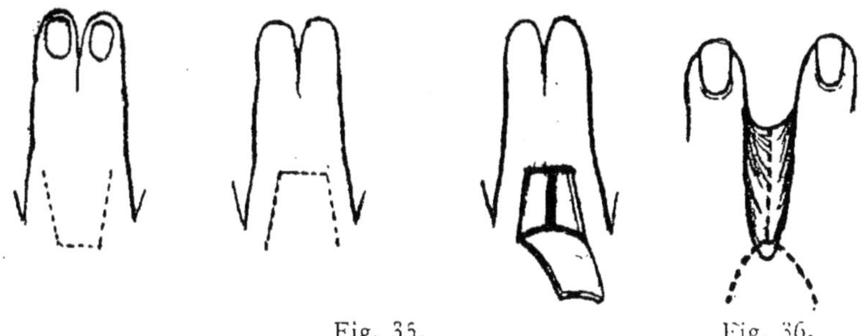

Fig. 35. Fig. 36.

maire où on les suture séparément à la peau. Il en résulte un canal dorso-palmaire.

3° Division complète des doigts.

Au bout de huit ou dix jours on peut achever en une seule fois la séparation des doigts. Felizet préfère le faire en plusieurs temps ; il respecte la partie supérieure du canal formé qu'il ne tranche qu'en dernier.

Le grave inconvénient du procédé de Felizet est son extrême longueur : il est assurément très recommandable dans les cas de syndactylies incomplètes commissurales serrées que nous avons décrites sous ce titre.

Norton, dans le *British medical Journal*, a décrit un procédé copié du Zeller pour les doigts palmés. C'est assurément un excellent procédé et le procédé de choix pour les syndactylies incomplètes commissurales modérément lâches. Le dessin 36 nous dispense de commentaires.

2° Procédés digitaux. — *Ils s'occupent exclusivement du revêtement digital en opposant, par une prompte réunion des bords avivés des doigts, une surface cutanée infranchissable aux bourgeons de la commissure.*

Le plus connu de ces procédés est celui de *Didot* (1850) qui consiste en un échange réciproque de lambeaux entre les deux doigts.

Temps opératoires :

1° Formation des lambeaux. Deux lambeaux alternants rectangulaires sont taillés sur chaque doigt (fig. 37 et 38).

2° Séparation des doigts sur toute leur longueur.

3° Suture des lambeaux qui doivent s'enrouler exactement sur le doigt qu'ils doivent recouvrir.

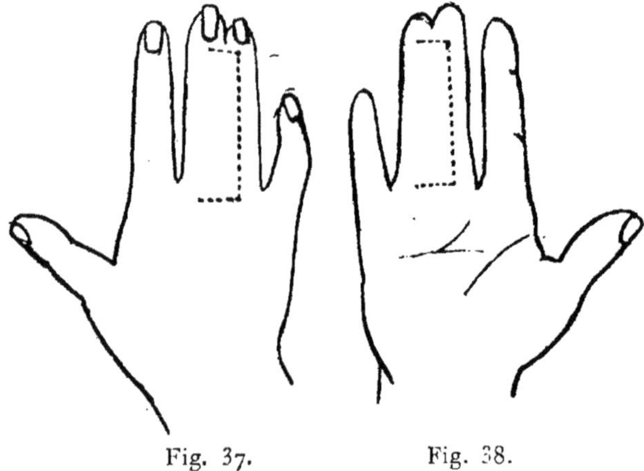

Fig. 37. Fig. 38.

C'est un procédé très employé et qui peut convenir à nos syndactylies complètes de notre deuxième variété ; il a été employé avec succès par Nélaton, Deguise, Guersant, Le Dentu, Broca. Les reproches qu'on lui a adressés sont :

1° D'amener une perte importante de sang ; cette considération n'a de réelle valeur que pour les enfants en bas âge.

2° De ne pas s'occuper de la commissure, reproche plus grave auquel a tâché de parer lui-même Didot. Il recommande de placer deux points de suture sur les lambeaux au niveau de la commissure: c'est très difficile et quelquefois insuffisant; un cas de récidive due au bourgeonnement commissural est signalé par Cottet.

3° Le troisième reproche est beaucoup plus important : c'est l'insuffisance de grandeur des lambeaux pour recouvrir les surfaces cruentées et c'est à ce défaut que voudront parer les procédés basés sur l'autoplastie italienne.

3° Procédés digito-commissuraux. — Ils combinent les deux types de procédés digitaux et commissuraux.

Nous n'insistons pas sur celui de *Bidwell* (1895), combinaison du Didot et du Zeller. (fig 39).

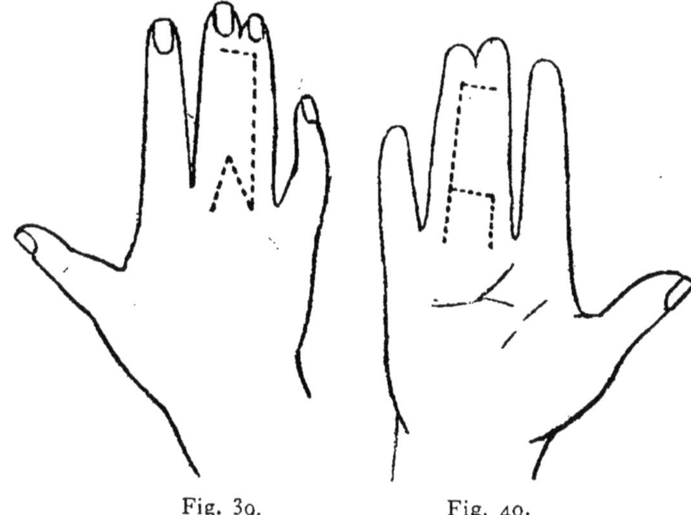

Fig. 39. Fig. 40.

Le procédé de *Davis* (1898) fait un Didot, mais, aux dépens d'un des volets du Didot, il taille un petit lambeau carré destiné à recouvrir la commissure. La surface cruentée qui existe sur un des doigts sera recouverte par des greffes de Tiersch-Reverdin (fig. 40).

Le dernier procédé de cette catégorie a été décrit par *Princeteau* (1905) au Congrès de chirurgie. En voici la description complète (fig. 41-42) :

1° Incision dorsale de la peau menée obliquement du milieu de la partie la plus inférieure de la syndactylie interdigitale vers le milieu de l'articulation métacarpo-phalangienne de l'un des doigts soudés (supposons le gauche par rapport à l'axe de soudure).

Incision palmaire prenant le même point de départ que la précédente et s'élevant obliquement vers le milieu du pli digito-palmaire le plus élevé du doigt placé à droite de l'axe de soudure.

A un centimètre du point culminant et terminal de ces deux incisions, nous amorçons deux petites incisions à direction inverse, la petite incision dorsale se dirige vers le milieu de l'articulation métacarpo-phalangienne opposée et la petite incision palmaire monte vers le milieu du pli digito-palmaire opposé. Nous avons ainsi limité quatre lambeaux, alternant deux à deux, dont nous verrons l'utilisation dans un instant : deux petits lambeaux triangulaires à large base destinés à la commissure, deux grands lambeaux occupant toute la hauteur des doigts à recouvrir.

2° Dissection soigneuse en y comprenant un peu du panicule adipeux sous-cutané des deux petits lambeaux triangulaires, dorsal et palmaire, jusqu'à leur base qui mesure la largeur de la commissure. Séparation des doigts avec précaution en prenant garde aux vaisseaux collatéraux accolés ou bifurqués très bas.

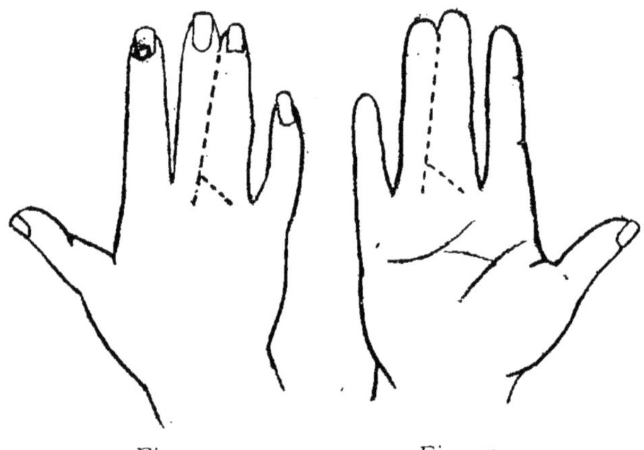

Fig. 41. Fig. 42.

3° Coaptation et suture des lambeaux. Les deux petits lambeaux, palmaire et dorsal, sont rabattus l'un vers l'autre sur la commissure nouvellement formée de manière à la recouvrir complètement d'une surface cutanée. Ils s'emboîtent réciproquement de manière à ce que la pointe du lambeau dorsal soit reportée vers la paume de la main et celle du lambeau palmaire vers le dos de la main. Quelques points de suture au niveau de chacun des angles et sur les bords des lambeaux qui se touchent et les fixent dans la position qu'ils devront occuper. Il en résulte une ligne de suture qui traverse obliquement d'arrière en avant et de droite à gauche l'espace commissural. Ensuite les grands lambeaux dorsal et palmaire destinés à former le revêtement des faces interdigitales sont rabattus, le lambeau dorsal est ramené sur la face interne du doigt de droite et le lambeau palmaire sur la face interne du doigt de gauche. Ces lambeaux sont fixés par des points de suture qui doivent être un peu serrés pour bien affronter les lèvres cutanées.

Il reste tout en haut de l'espace interdigital deux petits triangles dont on peut réduire l'aire en rapprochant les points de suture.

De tous ces procédés nous ne pouvons rien dire, chacun pour son auteur est indéniablement le meilleur; nous nous abstiendrons de juger une chose sur laquelle nous ne possédons pas assez de renseignements.

DACTYLOPLASTIE ITALIENNE

La méthode d'autoplastie italienne diffère des autres méthodes en ce qu'elle emprunte son lambeau autoplastique à des parties éloignées de la surface cruentée à recouvrir. Elle n'a été que peu employée pour les opérations de syndactylie.

En voici un exemple, datant de 1866 dû au chirurgien *Barwell* (Médical Press and Circular).

Il s'agit d'une syndactylie de l'index, du médius et de l'annulaire.

« Avec un bistouri étroit, je fis une incision dirigée obliquement d'arrière en avant à travers les tissus qui unissaient l'index et le médius en ayant soin de faire passer la lame beaucoup plus près de ce dernier doigt, de telle façon que lorsque les deux doigts furent isolés dans toute leur longueur, il restait assez de peau sur le deuxième pour permettre d'affronter nettement les bords de la plaie et de les réunir. Je fis de même pour l'espace interdigital suivant et je laissai la plus grande quantité de peau au côté interne du médius que je pus ainsi recouvrir en affrontant les bords de la plaie. De la sorte, les plaies qu'il restait à recouvrir étaient situées l'une sur le côté externe du médius, l'autre sur le côté externe de l'annulaire en même temps qu'au niveau de leur bifurcation. J'empruntai à la hanche les lambeaux nécessaires en ayant soin de laisser une portion de peau entre les deux plaies que je faisais dans cette région. Au niveau de ces plaies la peau n'était du reste détachée qu'au milieu et chaque lambeau formait une sorte de bride adhérente par ses deux extrémités (lambeau à double pédicule). La plaie faite à la fesse fut fermée par des fils d'argent et les deux doigts dénudés furent glissés respectivement sous la bride destinée à recevoir chacun d'eux. Alors je réunis la face palmaire à l'aide de points de suture, puis je m'occupai de la face dorsale et je maintins la main et le bras *in situ*. Le quatrième jour je coupe les communications cutanées avec la hanche. Le résultat était excellent.

Un des meilleurs procédés basés sur cette méthode est assurément le procédé de *Forgue* (fig. 43 et 44) qui est une modification du procédé de Didot (pour détails consulter l'article de *Jeanbrau. Revue d'Orthopédie*, janv. 1901). Il se fait ainsi :

1° Constitution pour un des doigts d'un lambeau suffisant selon le procédé de Didot, sans s'occuper de ce que pourra être l'autre lambeau ;

2° Séparation des doigts et suture des lambeaux ;

3° Pour le doigt qui n'est qu'incomplètement recouvert on emprunte à la face dorsale de la main un petit lambeau rectangulaire, que l'on renverse et suture à la peau du doigt (fig. 43-44).

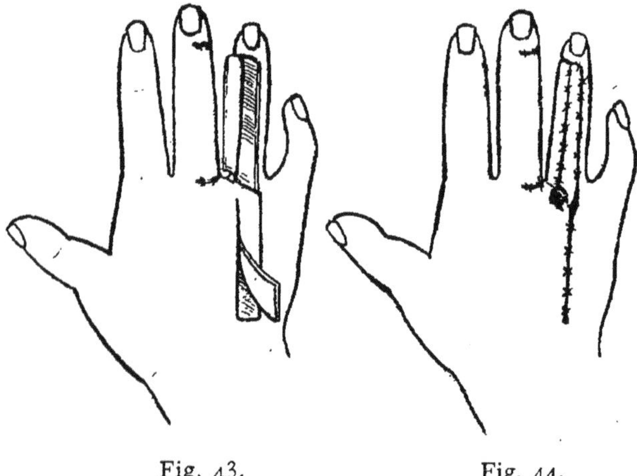

Fig. 43. Fig. 44.

Le 4 avril 1906 à la Société de Chirurgie, le Dr *Quénu* présentait un malade.

A la main gauche, les troisième, quatrième et cinquième doigts sont réunis complètement. A la main droite, le médius et l'annulaire sont accolés, le petit doigt est réuni à l'auriculaire jusqu'à l'articulation phalango-phalanginienne.

A la main droite, je pratiquai l'opération de Zeller entre le quatrième et le cinquième doigt. Et ultérieurement après avoir emprunté un large lambeau à l'annulaire pour recouvrir la face latérale interne du médius, j'emprunte à la paroi abdominale un lambeau destiné à recouvrir la face latérale externe de l'annulaire.

A la main gauche, j'utilisai l'opération de Didot entre le troisième et le quatrième, de Zeller entre le quatrième et le cinquième. Voici les résultats : je ne veux comparer entre elles que l'opération de Didot et l'opération italienne. A mon avis, l'opération de choix, quand elle est indiquée, est celle de Zeller, mais elle s'applique spécialement au cas de doigts palmés, plutôt qu'aux cas de doigts accolés. Pour ces derniers, en effet, il faut plus d'étoffe, il faut de la peau en quantité suffisante pour nourrir deux faces latérales de doigts.

L'opération de Didot emprunte de la peau dorsale pour recouvrir la face latérale d'un doigt et de la peau palmaire pour recouvrir la face latérale de l'autre doigt; mais elle n'ajoute rien, elle ne donne aucune étoffe nouvelle, aussi en résulte-t-il, ainsi que vous pouvez vous en convaincre, une perte de substance que trahit chez mon malade le tissu cicatriciel; son annulaire gauche est aminci, moins mobile, moins souple.

Sur la main gauche, au contraire, opérée postérieurement, vous pouvez constater la souplesse du doigt et la mobilité de tous les doigts. Sans doute l'annulaire est encore gros, la peau ne s'étant pas encore affinée ni débarrassée de son pannicule adipeux, mais je suis convaincu que cette légère déformation est destinée à disparaître. De plus, le médius est totalement dépourvu de tissu de cicatrice ; c'est qu'en effet, non préoccupé du dépouillement de l'annulaire, j'ai emprunté à celui-ci une bonne portion de peau dorsale que j'ai rabattue sur la face latérale interne du médius.

La greffe italienne a été pratiquée le 9 février. Le lambeau a été sectionné le 24, la seule petite difficulté est la confection du lambeau au niveau du rebord ungéal.

M. Berger.— La critique adressée par M. Quénu au procédé de Didot est très juste ; dans les syndactylies sans palmure lâche, avec accollement des doigts, le dédoublement de la palmure est tout à fait insuffisant pour fournir d'un tégument complet la face correspondante des deux doigts qui viennent d'être libérés de leur adhérence.

J'ai, depuis plus de deux ans, modifié dans les cas de ce genre, le procédé de M. Forgue que n'a pas cité M. Quénu. On sait que celui-ci consiste à utiliser la peau de la palmure et même les téguments dorsaux de l'un des doigts fusionnés pour pourvoir d'un revêtement tégumentaire complet le doigt voisin. Le doigt qui reste dépouillé de sa peau est recouvert avec un lambeau taillé sur la face dorsale de la main, dont le pédicule correspond à l'espace interdigital et auquel on fait subir un mouvement de torsion sur ce pédicule pour l'appliquer et le coudre sur la perte de substance que présente, au niveau de l'espace interdigital et sur sa face dorsale, le doigt en question.

Pour éviter la cicatrice que la dissection de ce lambeau laisse sur la face dorsale de la main, craignant aussi le sphacèle qui pourrait envahir le lambeau allongé et grêle dont le pédicule a dû subir une torsion assez prononcée, pour recouvrir le doigt qui est dépourvu de téguments au niveau de sa face dorsale et de l'espace interdigital, j'ai, depuis plus de deux ans, eu recours à l'autoplastie italienne.

La peau de la palmure et une bonne partie de la peau d'un des doigts conjoints ayant été employées à pourvoir d'un revêtement tégumentaire complet la face dénudée de l'autre doigt, je comble la perte de substance qui reste sur ce doigt avec un grand lambeau que je taille à l'italienne soit sur le flanc, la région ombilicale ou la fosse iliaque ou même sur la région dorsale du tronc. Le pédicule de ce lambeau est sectionné et adapté à la commissure interdigitale au bout d'une quinzaine de jours.

Ces autoplasties italiennes sont assez peu employées; elles offrent en effet une réelle difficulté opératoire.

Elles constituent le procédé de choix lorsque les doigts sont très rapprochés, ce qui a lieu fréquemment dans les syndactylies complètes par arrêt de développement.

Elles doivent être au moins essayées sur les syndactylies siégeant sur de nombreux doigts et en particulier sur les syndactylies totales de la main ; elles doivent remplacer, désormais, le procédé suivant.

DÉSOSSEMENT

L'autoplastie par désossement d'un ou plusieurs doigts est basée sur ce fait que, pour les doigts, le bon état fonctionnel de quelques-uns ou même d'un seul est préférable à la présence du nombre normal de ces organes quand ils sont incapables de rendre service : « *la fonction prime la forme* » a dit Farabeuf.

Ce procédé consiste à énucléer un squelette osseux des parties molles pour les conserver et les utiliser ensuite au recouvrement de parties voisines.

Dessaix en 1761, fut le premier à l'employer pour un cas de syndactylie totale de la main. Il parvint à constituer une main de quatre doigts, ce qui était un superbe résultat opératoire pour l'époque.

Verneuil, en 1856, se demandait « s'il ne serait pas permis, en présence d'une malformation, portée très loin par la nature, ou par un accident, de sacrifier un doigt pour avoir plus d'étoffe pour en former quelques autres ? Ne pourrait-on pas, si je puis ainsi dire, remplacer la qualité par la quantité ? »

Polaillon, en 1884, dans l'article « Main » du *Dictionnaire encyclopédique*, trouve « excellent de sacrifier le squelette du doigt le plus imparfait et de conserver son enveloppe tégumentaire pour faire des lambeaux qui serviront à réparer les autres doigts. Mieux vaut, ajoute-t-il, avoir moins de doigts à la main, mais des doigts mobiles, indépendants, capables de rendre des services... »

Il n'existe pas, à proprement parler, de procédé opératoire.

L'autoplastie de la main par désossement, dans nos cas de syndactylie, ne peut être employée que si de nombreux doigts sont réunis. Elle ne doit pas être utilisée pour nos syndactylies par arrêt de développement lorsque les doigts possèdent des colonnes osseuses complètes, même partiellement fusionnées.

Dans ces cas, le désossement employé avec raison par Dessaix et Verneuil doit faire place à des procédés plus modernes, et c'est à l'autoplastie italienne, répétée même plusieurs fois, que l'on doit s'adresser.

Le désossement ne peut être utilisé que lorsque les colonnes osseuses sont brisées, adhérentes les unes aux autres, ce qui ne se produit que dans quelques cas de nos syndactylies traumatiques.

CONCLUSIONS

1° *La syndactylie est l'union de deux ou plusieurs doigts.*

2° *Le développement embryonnaire des doigts passe par deux périodes différentes :*

A. *La formation (phase de division cellulaire) ;*

B. *Le développement (phase d'accroissement).*

3° *En clinique, à cause de la multiplicité des formes de syndactylie, il est commode d'adopter une classification basée sur le mode d'union des doigts ; l'étendue de cette union nous a permis d'individualiser deux grands groupes :*

Les syndactylies incomplètes et les syndactylies complètes.

4° *Au point de vue pathogénique, les différentes variétés de ces deux groupes cliniques reconnaissent deux mécanismes :*

A. *Une altération pathologique due à un traumatisme (bride) frappant des doigts complètement formés ;*

B. *Un arrêt de développement dû à un trouble de l'activité cellulaire frappant des doigts pendant leur période de formation.*

5° *Pour le traitement, à la diversité des formes cliniques répond une multiplicité de procédés opératoires. Pour chacune des formes, il est un procédé de choix.*

6° *La syndactylie peut s'associer à d'autres malformations dans lesquelles on peut distinguer une forme traumatique et une forme par trouble de l'activité cellulaire : chacune de ces deux formes ne se trouve associée qu'à une syndactylie de même nature.*

7° *Toutes les malformations congénitales par arrêt de développement (ectrodactylies absolue et relative, brachydactylie, syndactylie) ne sont que des effets d'une même cause: le trouble de l'activité cellulaire, mais se produisant à des phases différentes de la formation des doigts.*

STATI

				SEXE		MAINS			PIEDS			4 MEMBRES	C
				Hommes	Femmes	Gauche	Droite	Bilat.	Gauche	Droit	Bilat.		
Synd. Incomplète Commissurale	Non associée	43	43	22	13	8	7	10	2	3	6		
	assoc. à ectrodactylie	5											
	assoc. à brachydactylie	8											
	assoc. à polydactylie	8											
	assoc. à autres malformat.	2											
		66											
Synd. complète par arrêt de développement	Non associée	46	46	11	16	6	6	21			4	8	
	assoc. à ectrodactylie	31											
	assoc. à brachydactylie	6											
	assoc. à polydactylie	21											
	assoc. à macrodactylie	10											
	assoc. à autres malformat.	1											
		115											
Synd. complète et incomplète réunies	Non associée	15	15	14	2			6			6	7	
	Associée à malformat.	27											
Ectro-syndactylie			42	21	18	12	3	11	4		9	12	
Brachy-syndactylie			14	9	3	3	10	2					
Poly-syndactylie	S. des doigts non doublés		12	8	5		1	10	1			5	
	S. des doigts doublés		33	12	9	3	1	4	1	1	18	3	
Macro-syndactylie			10	4	3	1			4	2			
Autres malformations et cas complexes			15	8	2	3	3	2			1	1	
S. Incomplète Terminale			27	8	12	7	7	2	3	1	1	1	
S. complète Traumatique			20	7	4	6	5	3	2	1	2		
	Total		277										

QUE

DOIGTS RÉUNIS																	HÉRÉDITÉ	
1234	123	12	2345	234	23	345	34	45	11′	22′	33′	44′	55′	344′	355′	455′	N. de fois	N. de pers.
		1	7	2	12	5	18	5									2	13
			5	1	10	9	36	4									4	13
4			7	2	17	1	11	3									3	10
	2	16	4	3	3	8	32	36									6	23
		1	4	2	2		2	1										
					3	3	19	2									3	12
				1	1	1	6	1	27	4	3	2	6	1	1	3	7	17
				1	6			2										
		5	1		3		1	1	3	1		1	1				1	2
	2	4	5	8	14		2			0							0	0
2		1	3	6		3	0	1					1				0	0

INDEX BIBLIOGRAPHIQUE

AHLFELD. — *Behrichte und Arbeiten aus der Geburtshilflichen und Gynäkologischen Klinik zu Marburg*. 1885-86.
AIKEN. — *Canada Medical Review*, Toronto. 1898, VII, 106-110.
ALBERT. — *Lehrbuch der Chir*. Wien. 1878, Bd. II, 583.
AMMON. — *Affections congénitales chirurgicales de l'Homme*. Berlin. 1842.
ANDERSON. — *London, Journal Churchill*. 1897, 145-147.
ANNANDALE. — *The malformations, diseases and injuries of the fingers and toes and their surgical treatment*. Edinburgh, 1865.
ARMSTRONG. — *Report Supervisal*. Washington, 1888, 230.
ARNAULT. — *Gazette médicale*. 1858.
AUDEBERT. — *Journal de Médecine de Bordeaux*. 10 mai 1896.

BAKER. — *British Medical Journal*, London, 1881, I.
BAR. — *Annales de Gynecologie*. Janvier, 1882.
BARBER. — *The Medical Mirror*. London, 1864, I, 758-760.
BARETTE et VIGOT. — *Académie des Sciences, Arts et Lettres de Caen*. Mai 1892.
BARTHOLIN. — *Histoire Anatomique cent*. III, obs. 32.
BARWELL. — *The Medical Press and Circular*. 25 avril 1866.
BEAUREGARD. — Thèse. Paris, 1875.
BECHET. — Thèse. Paris, 1829.
BECK. — *Ueber die angeborne Verwachsung der Finger*. Fribourg, 1819.
BECK (Carl). — *New-York Medical Journal*. 1901, n°s 26-73.
BECK (Joseph). — *Deutsche Zeitschrift für Chirurgie*. Leipzig, 1893. Bd. 35 à 37.
BEDARD. — *Bulletin de la Société d'Anthropologie*. 1892.
BEGOUIN et SABRAZÈS. — *N^lle^ Iconographie de la Salpêtrière*. 1901.
BENEDICT. — *Medical News*, Philadelphie. 1893. XIII, 126.
BENO. — Thèse. Nancy, 1886.
BERARD. — *Dictionnaire en 30 vol. Bibliothèque de Planque*. Article : *Main*.

Berger et Banzet. — *Chirurgie orthopédique*, p. 278.
Berigny. — *Académie des Sciences*. Paris, 1863, VII.— *Gazette Médicale*. Paris, 1863.
Bernier. — *Diction. en 30 vol. de la Biblioth. de Planque*. XXII. — *Histoire de l'Académie des Sciences*, 1727.
Berny. — *Toulouse médical*. Février 1904, IV, 45.
Bessel Hagen. — *Die Pathologie und Therapeut. des Klumpfuf*. Heidelberg, 1889, s. 29.
Bidivell — *The Lancet*. London, 29 juin 1895. — *Revue d'Orthopédie*, n° 4. 1896.
Billot. — *Recueil des Mémoires de Médecine, de Chirurgie et de Pharmacie militaire*. 1882.
Bittner. — *Prager Medizinische Wochenschrift*. Octobre 1895.
Blancard. — Thèse. Paris, 1902.
Blomme. — Thèse. Paris, 1901.
Louis Blanc. — *Bulletin de la Société de Biologie*. 1893. Paris.
Boissard. — *Bulletin de la Société d'Obstétrique*. 1899, II, 232-225.
De Boucaud. — *Journal de Médecine de Bordeaux*. 24 mai 1896.
Bousquet. — *Centre Médical*. Janvier 1903.
Bouteiller. — *Bulletin de la Société Anatomique*. 1848-1851.
Boyens. — *Mémoires de l'Université de Kiel*. 1879-1880. Bd 26.
Boyer. — *Traité des Maladies Chirurgicales*. 1847, IV, 40.
Broca. — *Société Anatomique*. 1849. 336. — 1851. 250. — 1890. 476.
De Brun. — *Pratique Dermatologique*. — Article: *Amputations Congénitales*.
Busi. — *Bulletin delle Scienze mediche di Bologna*, 1857, 4 s., VIII, 81-85. *Gazette Médicale de Paris*. 1858 702.

Campana (Mlle). — *Journal de Médecine de Bordeaux*. 1904, XXXIV, 789.
Campana. — *Dictionnaire Encyclopédique*. — *Développement des Membres*.
De Carolis. — *Gazetta Sarda*. 1860. V. 47.
Celse. — *De Re Medica, cap 32*. — *De digitis cohaerentibus et curvatis*.
Chantemesse. — *Progrès Médical*. 1900: Hérédité. nos 40, 41, 42, 43
Charpentier. — Thèse. Paris.
Charrin et Gley. — *Journal de Clinique et de Thérapeutique infantiles*. 1895.
Chelius. — *Traité de Chirurgie (trad. franç. Vigne)*. 1836. II, 2. — *Gazette des Hôpitaux*. 1848.
Clément. — Thèse. Paris 1900.
Conner. — *Clinic*, Cincinnati. 1875. IX, 29-31.
Cook. — *The Lancet*. London. 1858. I, 341.
Cloquet. — *Société de Chirurgie*. Avril 1857.
Celse. — *De Medicina*. Bd VII.
Du Courai. — *Journal des Savants*. 1696.
Courtiller. — Thèse. Paris, 1889.
Courty. — *Montpellier Médical*. Juillet 1858.

CREHANGE. — Thèse. Paris, 1898.
CRISP. — *The Lancet*. London. 1835-1836. 62.
CRUVEILHER. — *Anatomie Pathologique*. II.
CUNÉO. — *Conférences d'embryologie à l'Hôpital des Enfants malades*.
CURLING. — *Médical and surgical. Transactions*. Vol. XXVIII. 337.

DARESTE. — *Recherche sur la production artificielle des monstruosités*. 1891.
DAVIS. — *Transactions of the american orthopedic Association*. Philadelphie., 1898, XI, 181-184.
DEBIERRE et LAMBRET. — *Journal d'Anatomie*. 1894.
DEBOUT. — *Mémoires de la Société de Chirurgie*. 1868.
DECÈS. — *Bulletin de la Société de Chirurgie*. Mars 1858. 401.
DEGUISE.— *Bulletin de la Société de Chirurgie*. Avril 1857, Nov. 1857, Nov. 1859.
DELORE. — *Gazette Médicale de Lyon*, 1861 et 1863. — *Gazette Hebdomadaire*, 1863.— *Bulletin Général de Thérapeutique*, 1865.
DELPECH. — *Chirurgie Clinique de Montpellier*. 1828. II, 353.
DENIS.— *Recueil d'observations de Médecine des Hôpitaux Militaires*. Paris, 1772. II, 564.
DERODE. — Thèse de Lille, 1888.
DESSAIX.— *Journal de Chirurgie et de Pharmacie de Vandermonde*. 1761. XIV, 275.
DEVILLIERS. — *Bulletin Général de Thérapeutique*. 1875. Vol. 88. 15.
DIDOT. — *Revue Médico-Chirurgicale*. Paris, 1850. Vol. VIII, 219. — *Gazette Médicale*. Paris 1850, 538. — *Bulletin Général de Thérapeutique*. 1850. Vol. 38, 447.
DIDOT. — *Bulletin de l'Académie royale de Médecine de Belgique*, Bruxelles. Mars 1850. 351-356. — *Rapport de Deguise, Bulletin de la Société de Chirurgie*. 1854. 506.
DIEFFENBACH. — *Chirurgische Erfahrungen*. Berlin 1829.
DOWD. — *Annals of Surgery*. Philadelphie. 1900. XXXI, 493.
DRUILLET. — Thèse. Paris, 1886.
DUBOIS. — *Bulletin de l'Académie deMédecine*. 1847. 491.— *Archives de Médecine*. Avril 1826.
DUFFO. — Thèse de Paris. 1905.
DUMAS. — Thèse. Bordeaux, 1890.
DUPLAY. — *Dictionnaire Encyclopédique des Sciences Médicales* : Amputations Congénitales.
DUPUYTREN. — *Clinique Chirurgicale*. 1839, 581-598.

EHMKE. — *In Dissertation*. Kiel. 1902.
ENGDAHL. — *Hygiea*. Stockholm. 1888, 681-683.
EPSTEIN. — *Virchow's Archiv*. 1898, Bd. 143. H. 2.
EULENBURG. — *Real Encyklopädie der gesamten Heilkunde*. 1897.
FABRICE de HILDEN. — *Chirurgiæ efficacis, pars secunda*. Ch. XLIX, 256.
FANO. — *Union Médicale*. 1860

Felizet. — *Revue d'Orthopédie*. Janvier, 1892.

Fergusson. — *The Lancet*. London. Avril. 1857. 425.

Féré. — *Comptes Rendus de la Société de Biologie*. 1893-94-96.

Fontan. — *Archives de Médecine Navale*. Janvier 1882. 189.

Forgue. — *Précis de Pathologie Externe*.

Forgue et Reclus. — *Traité de Thérapeutique Chirurgicale*. Art. I, 898.

Förster. — *Anatomie Pathologique*. Iéna, 1856. — *Die Missbildungen des Menschen*. Iéna, 1861.

Fort. — *Des difformités congénitales et acquises des doigts*. Thèse d'agrégation. Paris. 1869.

Fowler. — *Dennis'System of Surgery*. Vol. II, 186.

Fürst. — Das Amnion in seiner Beziehung zu fötalen Missbildungen. *Archiv für Gynäkologie*. 1871. Bd. II. 315.

Gaillard. — *Mémoires de la Société de Biologie*. 1859. S. 3. VI. 173.

Galeotti. — *Production expérimentale d'irrégularités dans le processus karyokinetique*.

Galtier. — *Gazette Hebdomadaire des Sciences Médicales*. Bordeaux, Sept. 1903. — *Journal de Médecine de Bordeaux*. Mars, Nov. Déc. 1903.

Ét.-Geof. St-Hilaire. — *Dictionnaire classique d'Histoire Nautrelle*. — *Article Monstruosités*. V. XI. 149.

Isid.-Geof. St-Hilaire. — Histoire Générale et Particulière des anomalies de l'organisation. 1832-1837.

Gentès et Aubarret. — *Journal de Médecine de Bordeaux*. Février 1900.

Gilis. — Précis d'Embryologie. Paris, Masson, 1891.

Giraldès. — *Leçons Cliniques sur les Maladies Chirurgicales des Enfants*. Paris, 1868. 507.

Goubaux. — *Gazette Médicale*. 1865. 207-223.

Gouriet. — *Gazette des Hôpitaux*. 1857.

De Graefe et Walter. — *Ueber die Trennung angeboren Zuzammengewachsen Finger*. 1829. Vol. VI. 602.

Grandclément. — *Gazette des Hôpitaux*. 1861. 555.

Grisel. — *Revue d'Orthopédie*. 1903. Art. VII. Fasc. I.

Gross. — *Médical Times*, Philadelphie. 1870-1871. I, 297.

Gross. — Berlin Jahrgang 27. H. cft.. 6. S. 568.

Grube. — *Ocherki i nabl. fak. Khirurh. Klin. imp. Kharkov. Univ*. Kharkov. 1897. I, 70.

Gruber. — *Archives de Médecine*. 1869. 598.

Gubler. — *Comptes rendus de la Société de Biologie*. 1850. V. II, 92. — *Gazette médicale*, 1850. 636.

Guergyai. — *Centralblatt für Chirurgie*. 1879.

Guerin. — *Recherches sur les difformités congénitales chez les monstres, le fœtus et l'enfant*. Paris, 1880.

Guermonprez. — *Société de Chirurgie*. Octobre 1884. — Août 1885.

Guersant. — *Société de Chirurgie*. Août-Sept. 1848. — Mai 1849. — Octobre 1857. — *Union Médicale*. 1859. IV, 382.

GUINARD. — *Précis de Tératologie.* Paris, 1893.
GUYOT. — *Archives de Médecine navale.* 1879-1880.

HABS. — *Deutsche Zeitschrift für Chirurgie.* 1893. Bd. 37.
HADRA. — *New-Orleans medical and surgical Journal* 1875-1876. III, 33-36.
HARRIS. — *Medical Record,* New-York. 1877. XII, 435.
HANNEBELLE. — Thèse. Paris, 1896.
HEISTER. — *Institutiones Chirurgiæ Pars Secunda.* 1739. Ch. 32.
HENRIET. — *Bulletin de la Société d'Anatomie* 1879.
HILTON. — *The Lancet.* London. 19 décembre 1857. II, 627.
HOCHENEG. — *Société Imperio-Royale des Médecins de Vienne.* 1905.
HOLMES. — *Traité des Maladies des Enfants (trad. Larcher).* Paris, 1870.
HOUZEL. — *Bulletin de la Société de Chirurgie.* Décembre 1884, 885.

ISIDOR. — *Revue d'Orthopédie.* 1873.

JAYLE et JARVIS. — *Presse Médicale.* Février 1898.
JEANBRAU. — *Revue d'Orthopédie.* Paris, 1901, 39-40.
JEANNEL. — *Gazette Hebdomadaire.* Août 1886. 569.
JOACHIMSTHAL. — Die angeborenen Verbildungen der oberen extremitäten. Hamburg, 1900.

KATZ. — *Bulletin de la Société Anatomique.* Juillet 1901.
KIRMISSON. — *Traité des Maladies Chirurgicales d'origine congénitale.* Paris, 1898. — *Revue d'Orthopédie, n° 4.* Juillet 1899. — *Leçons cliniques sur les maladies de l'appareil locomoteur : Syndactylie.*
KLAUSSNER. — *Uber Missbildungen der Menschlichen Gliedmassen.* Wiesbaden, 1900. 59.
KLOTZ. — In. Dissertation. Leipzig, 1869.
KRIMER. — *Journal de Græfe et Walter.* 1829, XIII, 602.
KULISCHER ET EPSTEIN. — *Wiener Klinische Rundschau.* Févr. 1903. 73.
KÜMMEL. — *Die Missbildungen der Extremitäten durch Defekt,* Cassel, 1895. — *Centralblatt für Chirurgie.* 1896. 399.
KUMMER. — *Revue d'Orthopédie n° 2.* 1891.
KÜSTNER. — *Zeitschrift für Gebursthulfe.* Stuttgart, 1890.

LADMIRAL. — Thèse. Paris, 1883.
LAGORSKY. — *Mémoires de l'Académie Impériale des Sciences de Saint-Pétersbourg.* 1834. s. 6 VIII. 3-7.
WAGNER DE LAMBERG. — *Schmidt's Jahrbuch.* III. S.66. 1842.
LANNELONGUE. — *Archives Générales de Médecine Navale.* Janvier et Février 1882. — *Académie de Médecine.* 22 Novembre 1881.— *Archives Générales de Médecine.* 1882-1883-1893.
LANNELONGUE et MÉNARD. — *Affections Congénitales,* Vol. I. 1891.
LAUNAY. — *Bulletin de la Société Anatomique.* 1859. 351.

LAUNOIS et KÜSS. — *Revue d'Orthopédie*. Novembre 1901.
LA TORRE.— *Bulletino della Reale Academia Medica*. Roma 1892. 227.
LANZ. — *Centralblatt für Chirurgie*. 1899. 1278.
LE BEC. — *Société Anatomique*. Séance du 5 janvier 1877.
LEGENDRE. — *Mémoires de la Société de Biologie*. 1857. V. IX. 93.
LE CLERC. — *Année Médicale de Caen*. Juillet 1901.
LEGROUX. — *Bulletin Médical*. Avril 1889.
LEHMANN-NITSCHE. — *Deutsche Medizinische Wochenschrift*. Juin 1904. 30 Jahrgang. 24.
LEMAISTRE. — *Bulletin de la Société Anatomique*. Mai 1849. 148.
LENEPP. — In. Dissertation. Munchen 1905.
LENNANDER. — *Revue d'orthopédie n° 5*. 1891.
DE LÉPINE. — *Bulletin de l'Académie de Médecine*. — Nov. 1843. Vol. IX, 151.
LEPRÉVOST. — *Gazette Médicale de Paris*. 1899.
LEREBOULET.— *Annales des Sciences Naturelles*, 1863-64.
LERNO. — *Flandre Médicale*. 1895. Vol. II.
LEVASSEUR. — Thèse. Paris, 1903.
LEVERT. — *Archives Générales de Médecine*. 1882.
LONGE. — *Bull. de la Société d'Anthropologie*. 5 mars 1884. 187.
LONGUET.— *Société de Biologie*. Avril 1876.— *Revue de Hayem*. 1877. Vol. IX, 201.
LHOMME. — Thèse. Paris, 1893.
LLOYD et WASHBURN — *Popular Science Monthly*. New-York. 1895. Vol. VII, 856.
LUND. — *Boston Medical and Surgical Journal*, 1897. CXXXVI, 157.

MAHER.— *Journal of the American Médical Association*.— Août 1901. 547.
DE MARQUE. — *Œuvres du sieur Jacques de Marque*. Paris, 1662. 469.
MATHIAS DUVAL. — *Nouveau Dictionnaire de Médecine et Chirurgie Pratiques*. Vol. XXI. *Article Main*. — *Annales de Gynecologie*. 1895.
MARTIN (Edouard). — *Ueber Selbstamputation beim Fœtus Beobachtingen und Bemerkungen*. Iena 1850.
MAUCLAIRE et BOIX. — *Société d'anthropologie*. Mars 1894. 123.
MAUCLAIRE. — *Bulletin Médical*. Janvier 1901.
MECKEL. — *Traité d'Anatomie Pathologique*. Bd 1. Leipzig, 1812.
MELLER. — *Berliner Klinische Wochenschrift*. Mars 1893.
MENIÈRE. — *Archives Générales de Médecine*. S.1. Vol. XVI, 364.
MENZEL. — *Archiv für Klinische Chirurgie von Langenbeck* 1874. Bd XVI.
MEZGER. — Thèse. Paris, 1901.
MICHON. — *Bulletin de la Société de Chirurgie*, 225. — *Moniteur des Hôpitaux*. 1859. 314.
MINOR. — *Vrach*. St-Petersbourg, 1888, IX, 121-124.
MIRABEL. — Thèse. Paris, 1873.
MONTGOMERRY. — *Dublin Journal of Medical sciences*, 1832. — *The Signs and Symptoms of Pregnancy*. London, 1856.

Morand. — *Mémoires de l'Académie des Sciences.* 1770.

Morel Lavallée. — *Compte rendu des séances de la Société de Biologie.* Nov. 1849, 166. — *Gazette médicale.* 1849. — *Gazette des Hôpitaux.* 1850, 6. — *Bulletin de la Société de Chirurgie.* 1861, 409.

Mosengeil. — *Archiv für Klinische Chirurgie.* 1874. Bd 16, 522.

De la Motte. — *Œuvres de* : 1771, 444.

Mouchet. — *Revue d'orthopédie.* Janvier 1902.

Nélaton. — *Eléments de Pathologie chirurgicale*, 1859.

Netter. — *Berliner Klinische Wochenschrift.* Mars 1893, 232.

Norton. — *British Medical Journal.* London, 1881, II, 931.

Oriot. — Thèse. Paris, 1899.

Osmont. — Thèse. Paris, 1891.

Otto. — *Seltene beobachtungen zür Anatomie, Physiologie und Pathologie gehörig.* Breslau. 1816, 58.

Owen. — *Medical Press and Circular.* London, 1888, Vol, IV, 59. — *Maladies chirurgicales des enfants.* Londres, 1885.

Pagenstecher. — *Deutsche Zeitschrift fur Chirurgie.* 1901, Bd. 60.

Panum. — *Untersuchungen uber die Enstihung der Missbildungen in der Eiern der Vogel.* Berlin, 1890

A. Paré. — *Livre 28, chap. 30, p. 615.* Ed. Paris, 1628.

Parham. — *New-Orleans Medical and Surgical Journal.* 1886-67, XIV, 755-757.

Park. — *Medical News.* New-York. 1896, Vol. XVIII, 41.

Parona Francesco. — *Giornale della Academia di Medicina di Torino.* 1880.

Peyronny. — *Journal de Médecine de Bordeaux.* Juillet 1902.

Pfeffer. — *Ueber chimotactische Bewegungen von Bacterien Flagellaten und Volvocinen.*

Picqué. — *Revue d'orthopédie*, Fasc. I, 1903. — *Bulletin de la Société Anatomique.* Mai 1903.

Pineau. — *Union Médicale.* Octobre 1883.

Poirier. — Thèse d'agrégation. — *Traité d'Anatomie Embryologie.*

Polaillon. — *Dictionnaire Encyclopédique des Sciences médicales : Article doigt.*

Pooley. — *New-York Medical Journal*, 1878, XXVIII, 306-309.

Pott. — *Jahrbuch fur Kinderheilkunde, neue Folge.* Bd 21, 1884, 393.

Princeteau. — *Journal de Médecine de Bordeaux.* 1905. 576. — *Congrès français de Chirurgie.* 1905. 228.

Proust. — *Bulletin de l'Académie de Médecine de Paris.* 1889.

Quénu. — *Bulletins et Mémoires de la Société de Chirurgie.* Avril 1906.

Quillon. — Thèse. Paris, 1901-1902.

Rabaud. — *Essai de Tératologie.* Thèse de la Faculté des Sciences. Paris, 1898.

RAHON. — *Bulletin de la Société d'Anthropologie.* Mai 1892, 334.
RASCH. — *Beïtrage zür Klinische Chirurgie.* Tübingen. Mai 1897. H. 2. 537.
RECLUS. — *Bulletin de la Société de Chirurgie.* Mai 1889.— *Communication à la Société de Chir.* Octobre 1883.
REDARD. — *Gazette Médicale.* 1887. 61. — *Congrès français de Chirurgie.* 1886. 685.
RIEDER. — *Deutsche Archiv für klinische Medecine.* Bd. 66, 330.
ROLLET. — *Revue d'Orthopédie.* 1893. 183.
ROMBEAU et CLÉMENT. — *Gazette Médicale.* 1859, 18.
ROUCAYROL. — *Revue. d'Orthopédie.* Paris, 1905, VI, 85-91.
ROUGET. — Thèse. Paris, 1888-89.
ROUSSEAU. — Thèse. Paris, 1901.
RUDTORFFER. — *Ueber die emfachste und sicherste Operation Methoden.* V. II. 478.
RUSSO-TRAVALI. — *Sicilia medica.* Palermo. 1889, I. 237-240.
RUST. — *Traité de Chirurgie.* Berlin et Vienne, 1831. Bd. 5.

SAINT ANGE. — *In Geoffroy St-Hilaire. Traité de Tératologie.* Tome I. 1832.
De SAINT-GERMAIN et ROUTIER. — *France Médicale.* 1879. 465.
SAYRE. — *New-York Academy of Medecine.* Séance du 17 Janvier 1902.
SCOUTTETEN.— *Bulletin de l'Académie de Médecine.* 1857, Vol. XXIII. 97. — *Moniteur des Hôpitaux.* 1857. 2025.
SEDILLOT. — *Traité de Médecine opératoire.* Paris, 1866. V. II. 243.
SIMPSON. — *Dublin Journal of Medical Sciences.* 1836. 220.
STRASBURGER. — *Wirkung des Lichts und der Warm auf die Schwarmsporen.* Iéna, 1878.
STRUTHERS. — *Edinburgh New Philosophical Journal for July.* 1863.

TAPIE. — Thèse. Paris, 1885.
TAYLOR. — *New York Academy of Medecine.* Séance du 17 Janvier 1902.
THÉRÈSE. — *Bulletin de la Société Anatomique.* 1890. Vol. IV, 473.
TOWNSEND. — *New-Yord Academy of Medecine.* Séance du 17 janvier 1902.
Traité de Pathologie, de BOUCHARD.— Articles de Roger, Le Gendre, Mathias Duval.
Traité des Maladies de l'Enfance, de GRANCHER, 1898. V. 837. — Article Broca et Delanglade.
Traité de Chirurgie, de DUPLAY et RECLUS. Vol. VIII, 1081. — Article Kirnisson.
Traité de Chirurgie, de LEDENTU et DELBET. Vol. X. 1208. — Article Mauclaire.
TRICHET. — Thèse. Paris, 1893.
TRONCHET. — *Journal de Médecine de Bordeaux.* 1885. S. 555.
TSCHUDY. — Un cas d'opération de Syndactylie congénitale des cinq doigts. *Deutsche Zeitung für Chirurgie.* XXXV, 5 et 6. 1893.
TUBBY. — *The Lancet.* Février 1894. 396.

TURGARD. — *Bulletin Médical du Nord.* Novembre 1888. 316.

VARIOT-CHICOTOT. — *Journal de Clinique et Thérapeutique Infantile, n° 29.* Juillet 1898.
Herrera VEGAS. — *Revista della Sociedad medica Argentina.* Buenos-Aires, 1903, XI, 608-614.
VELPEAU. — *Médecine opératoire.* 1839. 480.
VÉRÉKOUNDOV. — *La Syndactylie.* — *Vratchebniya Gazetta.* Septembre 1905.
VERNEUIL. — *Revue de Thérapeutique Médico-Chirurgicale.* Vol. IV. 1856. — *Mémoires de Chirurgie.* Vol. I. 601.
VERRIER. — *Société de Chirurgie.* Avril 1883. — *Mémoires de l'Académie des Sciences.* Mars 1885. — *Presse Médicale.* Sept. 1898.
VIDAL DE CASSIS. — *Traité de Pathologie Externe.* 1855. Vol. V, 667. — *Bulletin de la Société de Chirurgie.* 1848. Vol. I, 88.
VIRCHOW. — *Archiv für Pathologische Anatomie.* Berlin, 1878.
VOGT. — *Die Chirurgischen Krankheiten der oberen Extremitäten.*
VOISIN. — *Gazette Médicale.* 1852. 822.

WAITZ. — *Jahrgang 30, n° 24.* Juin 1904.
WARYNSKI. — *Sur la Production artificielle des Monstres à cœur double.*
WATKINSON. — *London Medical and Physical Sciences.* 1832.
WHEATON. — *The Lancet.* London. Janvier 1894. 151.
WILLIAMS. — *Médical Dialogues.* Minneapolis. 1901. III, 105-106.
WIACKEL. — *Munchener Med. Wochenschrift.* 1896. Nr 17.

ZELLER. — *Ueber die ersten Erscheinungen Localkrank heitsformen.* Vienne, 1810. 109.
ZIEGLER. — *Les attributs pathologiques acquis peuvent-ils être transmis.* Iéna, 1896.

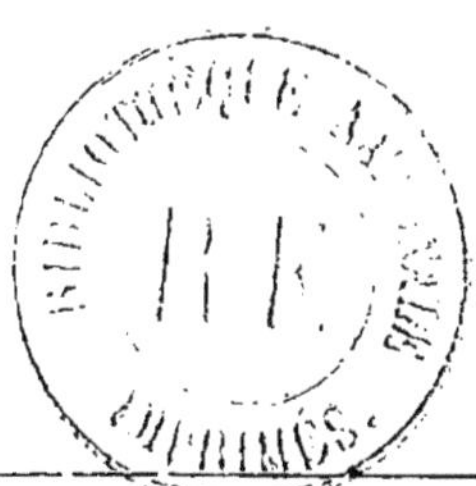

34602 Paris — Typog. MAULDE, DOUMENC et Cie, rue de Rivoli, 144.

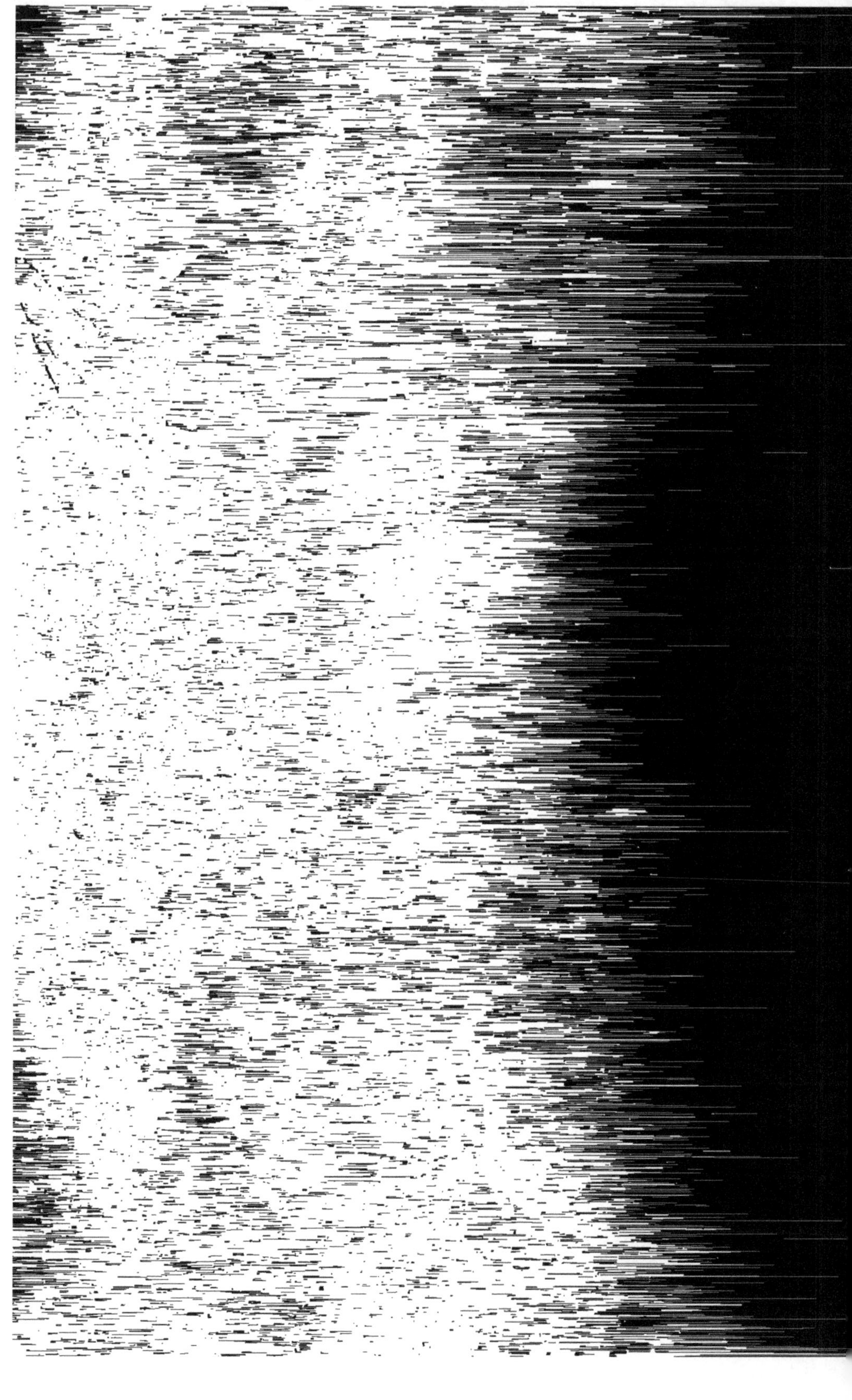

www.ingramcontent.com/pod-product-compliance
Ingram Content Group UK Ltd.
Pitfield, Milton Keynes, MK11 3LW, UK
UKHW020202200726
13856UKWH00003B/1155